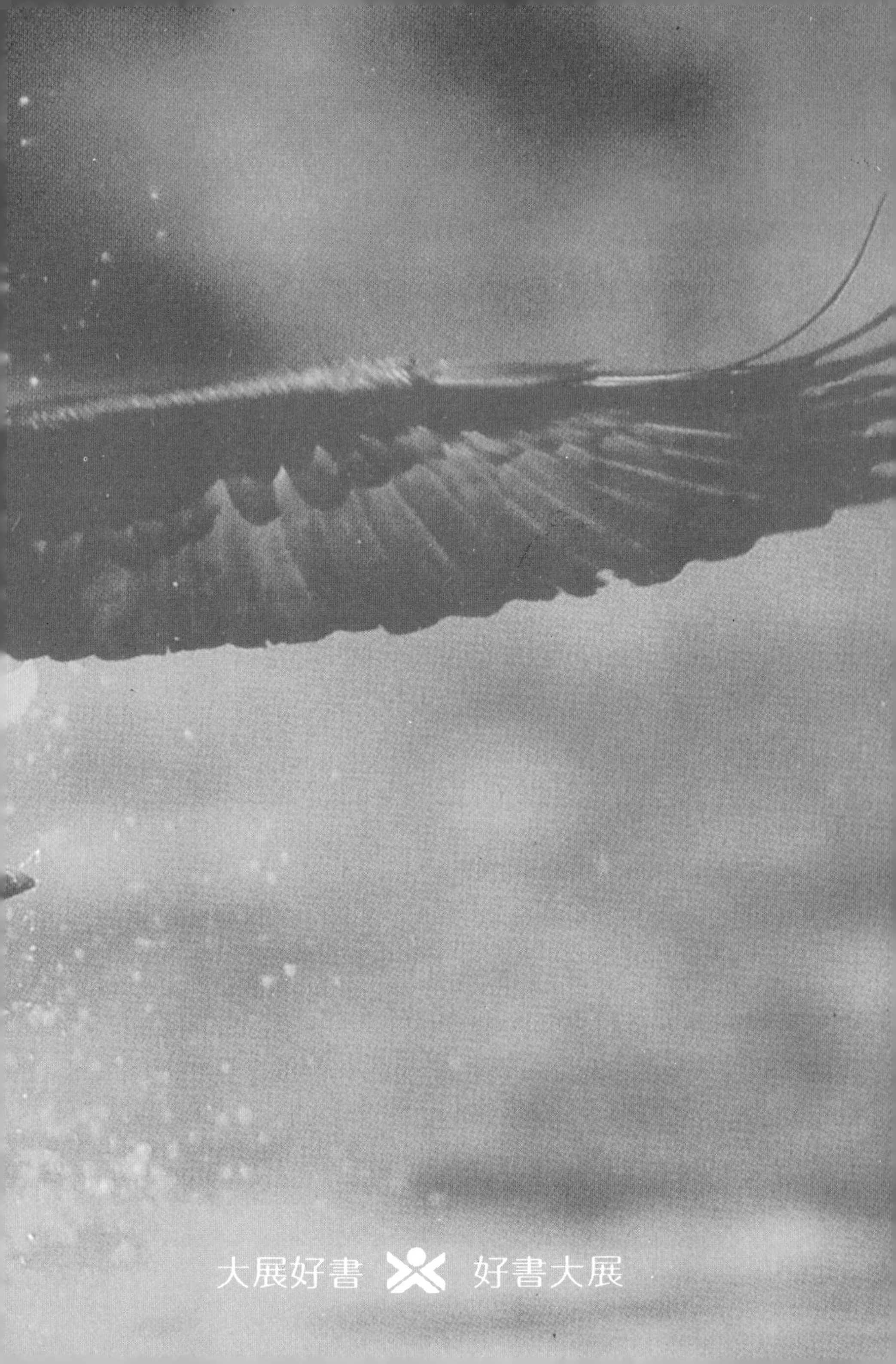
大展好書 好書大展

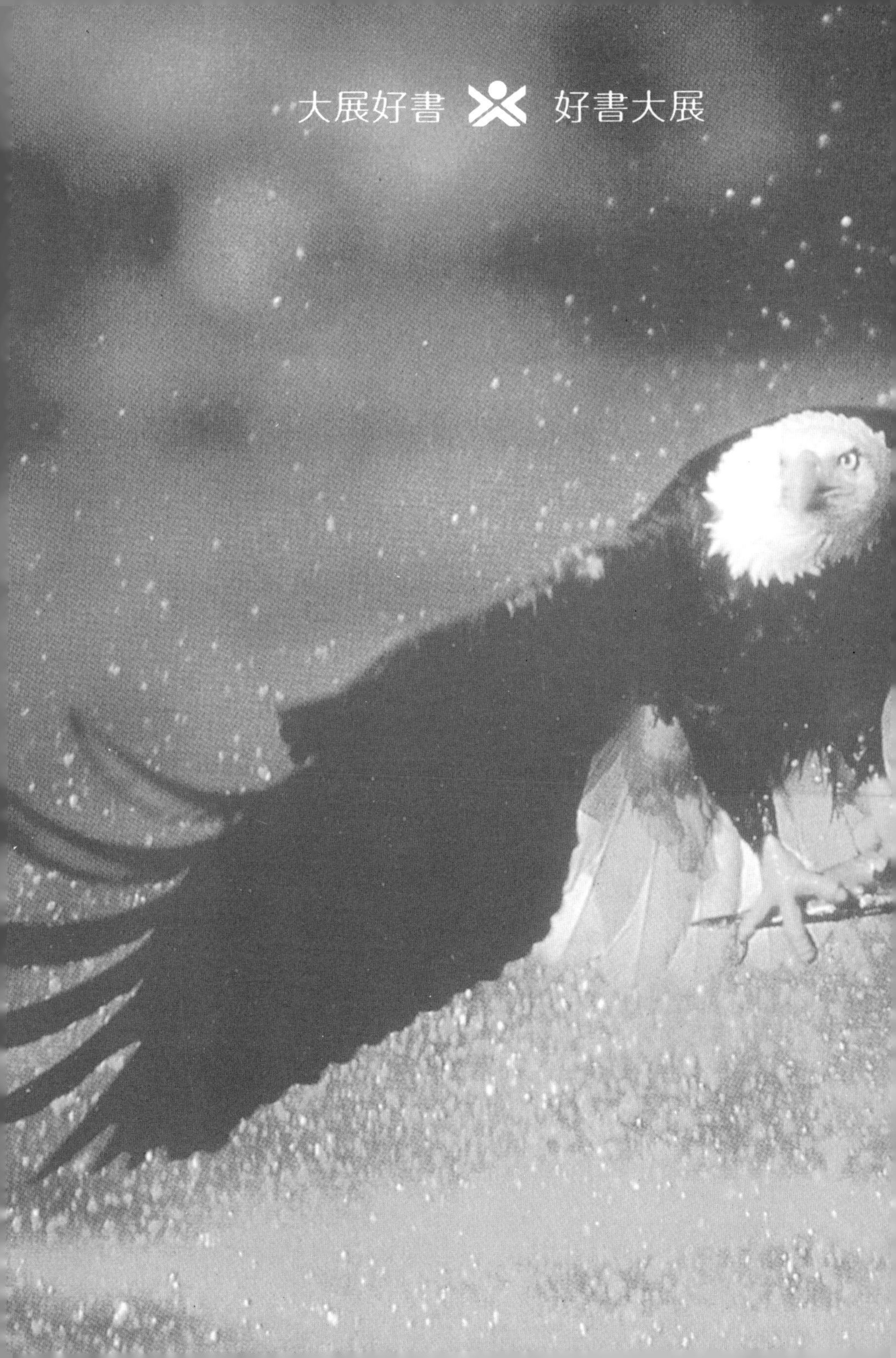
大展好書　好書大展

家庭醫學保健

5

# 舒適的女性更年期

野末悅子／著

李玉瓊／譯

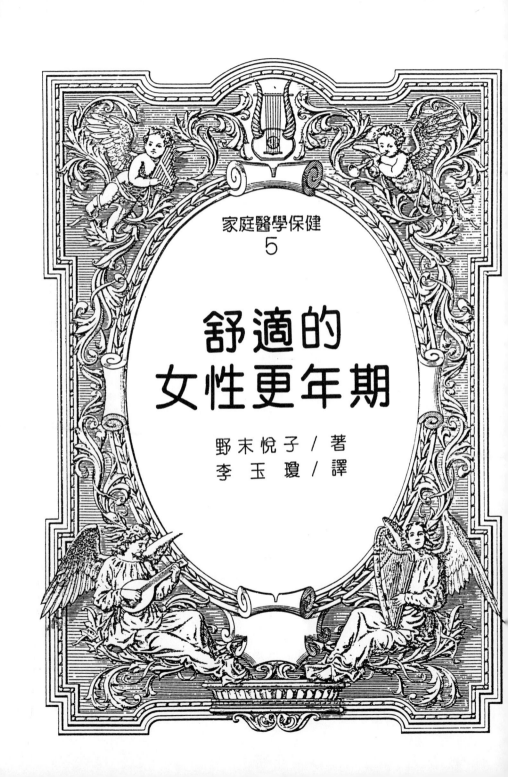

# 序　文

前著『女性的更年期』出版後，至今已歷經十年有餘。當時，少有機會談論更年期的問題，但藉由前著有緣與更多的人士結成朋友。其中有勇敢面對更年期的人、或爲幫助同樣有更年期的困惑、煩惱卻力求突破困境者而捨小我奮發努力的人。有幸與這些在不同領域上堅守崗位的人士們談論有關更年期的問題。而我本身也從中學習到許多貴重的經驗。

此後日本隨著高齡化社會的急速發展，女性在更年期之後的生活，時間已拉長至三十年乃至四十年。若把人生比喻爲馬拉松，更年期有如跑道上的返折點。如何度過這段時期，將改變此後的第二人生，此言一點也不爲過。

如果第一人生是指，如何繼承父母所賦予的生命，那麼，第二人生則是自己如何使生命發展、依自己的模式開花結果。而更年期則相當於第二人生耕地、撒種的時期。

各位不要畏懼、排斥更年期，反之，試著正視更年期的實態，如何因應更年期才能使生命展現有如花團錦簇的前程，不妨親自體驗，以挑戰的心面對它。

我想這次將針對前著『女性的更年期』中無法深入提及的心理問題，做更深入而詳盡的探討。同時，做爲更年期不定愁訴治療或骨質疏鬆症預防，而在國內開始運用的荷爾蒙補充療法，雖然仍處於毀譽參半的現狀，但是，我認爲應把它當做個人生活方式的選擇問題，因而也一併介紹。

筆者誠心的希望，『舒適的女性更年期』和前著同樣地，有助於各位更開朗、愉快地度過往後的每一天。

很高興能和前著一樣，承蒙主婦之友社的佐藤昌子女士，以及負責執筆心理單元的野末浩之的合作，才有本書問世。同時，由衷地感謝再次執筆漢方療法單元的矢數圭堂先生。同時，也非常感謝立即應允在本書介紹更年期障礙指數的，東京齒科大學小山嵩夫副教授，以及允許我們轉載有關高齡者性慾變化資料的故大宮原秀子女士。

最後，我想把本書贈送給攜手邁入還曆之年，人生最佳夥伴的野末侑信。

野末悦子

# 目錄



## 第1章

## 更年期中容易出現的心緒紊亂

## 第2章 更年期的症狀因何產生

## 第3章　更年期較常出現的各種症狀

## 第6章 減輕更年期障礙的荷爾蒙補充療法

協助執筆者（依五十音順序）

**野末浩之**　米沙多協立醫院精神科

一九八七年、帝京大學醫學部畢業。精神科醫師。關心中高年、老年人的心理問題。服務於一般開放病棟的精神科治療，並對精神障礙者的回歸社會抱有極大的關心且從事相關問題處理。

**矢數圭堂**　溫和堂矢數醫院副院長　醫學博士

一九五七年、東京醫科大學畢業。在藥理學研究室受原三郎教授的指導取得學位。兼任日本東洋醫學會理事、昭和大學醫學部課任講師（第一藥理學）。

引　言

# 更年期並非女性的退休年

有越來越多的機會談論更年期的問題。這和高齡化急速進展的社會中，渴望更年期之後仍然活力充沛地持續工作的女性與日俱增的事實不無關係吧。但是，很可惜的是，一般人對更年期的印象常和「更年期障礙」這個令人窒息般的語詞相提並論，因之總帶著陰暗、誨色的一面。事實上，一般人也難以坦率地表示：「我正處更年期」。但是，並非所有的人都有更年期障礙的苦悶。

不過，其中倒有因更年期而煩惱不已卻不願承認的人。我認爲積極地面對更年期，若有治療的必要也鼓起勇氣嘗試，也是一種積極奮發的生活方式，不過，無法否認的是，也有令人感到排斥的地方，或對自身體內發生的變化產生抗拒的情況。

相對地，也有許多適切度過更年期，比以往顯得更年輕而生氣蓬勃的女性。

停經或更年期絕非女性的退休年。筆者誠心地希望，妳能藉由本書眞正地體驗到，女性在更年期以後的人生，絕非爲了兒女，而是爲自己本身的另一段人生。同時，它將要開始，目前正處於這段人生的出發點上。

如果能適切地度過更年期，將擁有比以往更爲充實的人生。

更年期的定義，也許可說是從可能懷孕時期到想懷孕卻無法受孕時期的移轉期吧。原本順暢的月經開始變得不順，排卵也失去規律，最後面臨停經的時期。

停經後卵巢機能並未完全停止，仍然持續數年的活動，但機能會從此漸漸減弱，朝向停止的方向。身心無法適應荷爾蒙環境的急速變化，開始產生所謂不定愁訴症候群的各種症狀，乃是來到更年期的入口。而因個人體質狀況如何趨向穩定的狀態，有極大的個人差異。快速者數年，較慢者歷經十年甚至更久。

起初所產生的身、心不適，事實上是因卵巢機能減弱而起，但一般人無法察覺，心生疑慮以爲染患其他疾病，持續前往醫院就診，經過數年後才發現是更年期使然。也有這類白費時間與力氣的情況。原來我們女性的身體是如此複雜，女性荷爾蒙的機能竟然這麼微妙地控制著身體，這些事實再再令我們重新體認自然的妙味。

不過，不知道的事情是令人不安的。就像思春期時，因無法適應體內、外的變化而忐忑不安一樣，若無法正確理解更年期的身心變化，仍然會感到不安。面對漸漸失去的年輕、體力，自然情緒會變得消沉，但是，現在我們可以養成適切給予控制的方法。那是什麼方法呢？我們不僅要學習有關身、心變化的知識，也要學習其間的因應之道。

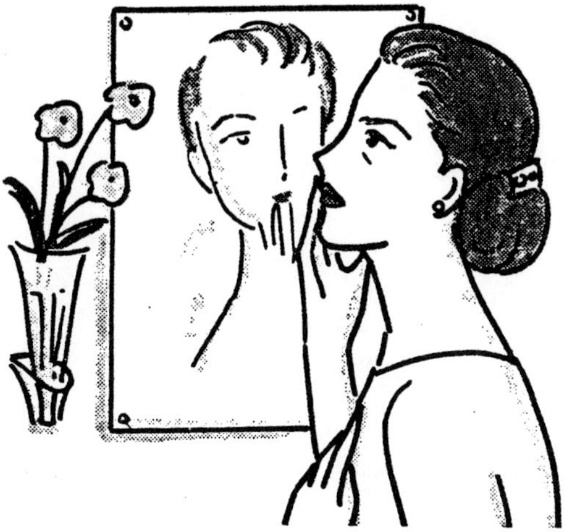

現代的人壽命長，平均約八十年，如何度過停經以後的三十年，甚至更長的珍貴時間，已經可以由我們自己做選擇。

從母體呱呱落地時，我們無法選擇自己的人生。但是，若想到兒女的養育責任已結束，剩餘的這段時間可依自己選擇的方向，盡情地使用時，不令人感到雀躍不已嗎？

目前正是我們可以擁有自我發展的時間來臨了。那麼，妳將選擇什麼樣的生活方式？面對第二人生的啓程，我們將擁有什麼樣的未來？請讀者和筆者一起朝探尋嶄新未來的旅程，抬頭挺胸跨步出發吧。

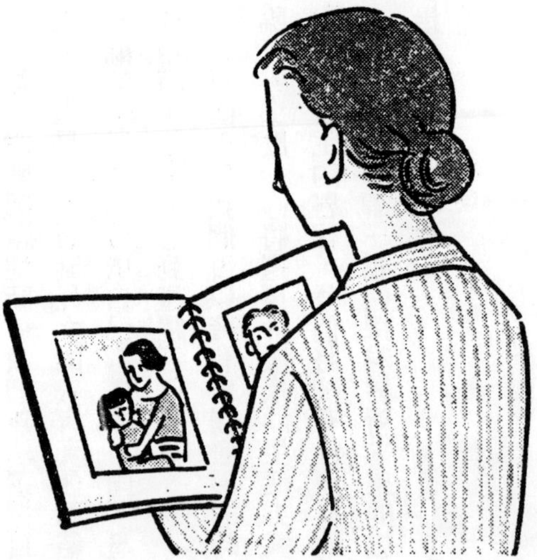

# 第 1 章

# 更年期中容易出現的心緒紊亂

# 更年期女性所發生的各種心理變化

所謂「更年期」的這段時期，不僅會有身體上的變化，也會造成許多精神面上的改變。

在精神醫學的研究上，自古以來即根據個人的生活模式，試圖理解心理上的毛病。隨著年紀的增長，與家人之間的相處、職業上的關係、疾病等各種問題，隨時發生在我們的周遭。衆所周知的，心理的疾病也在各個年代，以特有的問題和型態暴露出來。

接著我們從精神面來掌握「更年期」的問題，思考其中常見的數個問題，並試著探討超越這段時期的方法。

## 人生的夏季與秋季

不論對女性或男性而言，四十歲到六十歲後半的時期，是非常重要的一段人生。體力從原本充實的壯年期漸漸走下坡，在家庭或職場內的任務也慢慢產生變化。在精神醫學上，將此時期稱爲「初老期」或「退行期」。這些代名詞給人的印象並不太好，因此，在此將名稱統一爲「更年期」之後再做敘述。

多數女性在面臨更年期的稍早，大約是四十年代初期，不論身體方面或精神方面都過著相當充實的生活。並沒有特別重大的疾病，每天安然無恙處理家事、育兒或工作上的各種事務。當然，其中也有自幼即爲某些心理問題苦惱的人，也有許多成年人特有的煩惱。但是，這和接下來所要談論的更年期相比，在體力、氣力上仍然十分充沛，因此，總有辦法度過這些難關。

某研究者把二十歲到四十歲前後的年代，以四季做譬喻而將其定位在「人生的夏季」。當夏季結束，預感不久來臨的「人生的秋季」的是更年期的開始。

## 身心問題的增多

那麼，接著實際地從生活週期的層面檢證更年期。

首先是身體的變化。誠如第二章的詳細說明，會產生以停經爲代表的荷爾蒙均衡變化，以及隨之而起的更年期障礙。更年期障礙有時是因單純的婦女科疾病而發生，但有相當多數的人是因自律神經失調症或神經症等型態，接受心療内科或精神科的治療。

四十歲以上的人，可說是「要特別注意成人病」的世代。染患高血壓、心臟病或各種惡性腫瘍等成人病的機率越來越高。也必須一年一次接受成人病健診。不僅如此，有些人因對成人病的恐懼，出現神經衰弱的傾向。

即使並無必須接受診療的疾病，體力、容貌的衰退仍日漸明顯。常見不再像以前可以通宵熬夜，或疲勞感延續到翌日的情況。在此雖無法詳細說明，不過，因這類體力衰弱而導致出現抑鬱症的人，時有所見。在性慾方面，女性似乎比男性更早走下坡，因而也會出現夫婦間的床第問題。

## 家族關係的變化

家庭內的角色變化也極爲明顯。在現今兒女人數日漸稀少的時代，一般女性約在四十歲左右，即從費事且麻煩的育兒任務中獲得解放。到了這個年代，兒女長大成人，不是就職就是結婚，進入離開父母身邊走向自己世界的時期。

原本理所當然地在家庭內扮演母親角色的媽媽們，漸漸地也要把已然長大的兒女當做一個社會人來相處。多數人會超越這段時期的錯綜複雜心理，適應新的立場。但是，如果一直以來和兒女保持過度親密關係時，母子之間的「分離」會變成重大的問題。

另外，和丈夫之間的關係又如何呢？當然，丈夫也同樣地年歲日增，因此，將會面臨退休或身體上的疾病等問題。也許有些人在這個時期即已經歷與丈夫的死別。

而更重大的是，原本夫婦同心協力所架構的目標（譬如，育兒或工作等）已告一段落，猛一回神二人之間竟失去共通話題的事態。最近，年歲已過更年期的所謂中高年夫婦的離婚率，逐年激增的現象，似乎和此問題不無關係。

同時，和其他家族的關係也會產生變化。如果是兒女已婚的人，自然會和其配偶者（媳婦或女婿）甚至對方的親族有交際往來。甚至必須經驗某些家族間的糾紛。

縱然是沒有生育兒女的女性，也無法風平浪靜地避免與自己或丈夫的父母所產生的問題。年屆更年期的女性的父母，多半都是高齡者。照顧老邁父母是件非常辛苦的事，經歷與父母或近親者死別的經驗，也是這個時期難以避免的問題。

## 工作女性所面臨的問題

至於家庭以外，廣泛的社會狀況中，更年期女性所處的立場也越來越困難。可能也會發生突然接獲親朋友意外的訃聞吧。如果是工作中的女性，也會面臨因年歲漸大所發生的數個課題。若是處於指導者立場的人，有時必須比同處工作崗位的男性，更注意與部屬或同事之間的人際關係。而從事較簡單工作的人，也許會碰到周遭的退職要求等性差別待遇。即使進入更年期，雖然型態和年輕女子不同，仍然有被性騷擾的危險。這類職場上的壓力之外，如果因應工作上糾紛（尤其是基於富有責任地位者）的能力減低，或和以前相較下過失越來越多時，恐怕會喪失自信，在精神面上面臨重大的危機。

誠如以上所述，環繞在更年期女性身邊，或實際上身體上所產生的變化，都不是令人可喜的現象，也許閱讀至此的讀者們，已因此而感到厭惡了？

請稍做忍耐，藉由數名體驗談，爲各位介紹面臨「人生的秋季」時，必須特別注意的陷阱。爲避免讀者爲此類糾紛而煩惱，或許也有正感到煩惱的人，希望多少有助於大家的參考。

## 這段時期常引起的心理疾病

### 喬遷到嚮往已久的新居，卻莫名地陷入憂鬱的狀態

小澤早苗是一名年屆五十，沉靜的女性。丈夫服務於一流企業，兒女已長大成人，過著風平浪靜而優越的人生。興趣是出外旅行，據說最喜歡到國內歷史遺蹟尋幽訪勝。

一年前，小澤女士一家人從居住多年的租借房子，搬到位於郊外的獨棟住宅。配合兒女已大學畢業，刻意喬遷到遠離城市生活、綠意盎然的住宅區。而原本分開居住的小澤女士的雙親也決定住在一起。據說在搬家之前，內心竊喜著：「長年來的辛苦終於有了代價。」腦中一再地描繪新居生活的景況。

但是，實際喬遷之後，總覺得有些不一樣。寧靜的城鎮、溫和的鄰居正如當初所預想。雖然已擁有不虞任何所需的生活，但心中卻有如破了一個大洞般的空虛。雖然依然和往常一

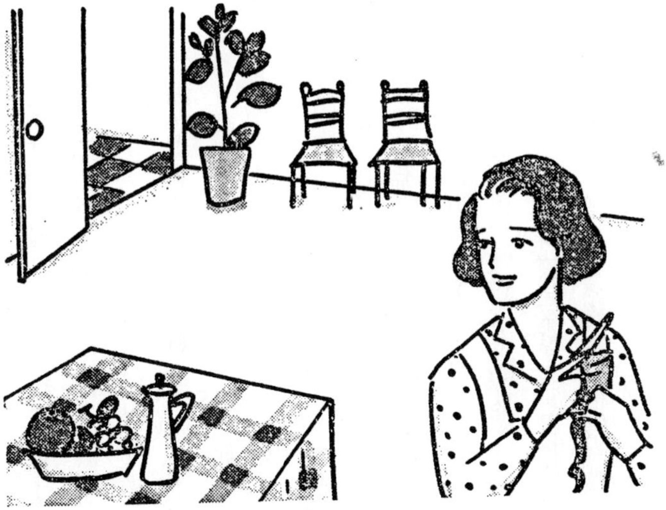

樣，每天在廚房料理家事，但也許是習慣了老家那狹窄的廚房，面對新家那寬闊的空間，竟然搞不清如何使用。

「那麼嚮往擁有一間寬廣的家，自己也期待已久……」心裡越感到焦急，每天的生活越覺得空寂無聊。想要動手做料理時，卻想不出適當的菜單，「以前做頓飯只要三十分鐘就足夠了，現在花一個鐘頭卻只準備了一半。」每天都覺得身爲主婦的自己可憐極了。結果，原本請雙親前來共住的事情，也爲此而打住。而騰出讓父母居住、打掃得一乾二淨的空房，令小澤女士像是在責備自己一般，漸漸不敢踏進那間房間。

慢慢地，小澤竟然連早上也爬不起床來。每天只躲在被窩裡，逕自煩惱著：「想回到與父母共度幼年時光，那位於鄉鎮的娘家。很對不起無法前來同住的父母。」她的丈夫終於發現小澤女士的變化，硬拉著不願前往的太太到精神科的診療所。

首次在門診碰面時，小澤女士幾乎沒有化粧，也毫不在意零亂的頭髮。一臉茫然、恍惚的神色，簡短地談論自己的心境。

「醫生，我一點興緻也沒有。大清早就醒來，但是，父母、兒女、家計等各種問題盤據在腦海，混亂的思緒使我無法入睡。不過，卻也不想起床，也搞不清要從什麼地方動手處理家務。我覺得很對不起丈夫，既然如此，不如死了算了，但一想到家人卻又辦不到。」

在門診處開了「抗憂鬱藥」的處方，小澤女士的憂鬱感似乎多少有了改善，但經過不久，由於內心一再有「活著也沒用」的想法，而暫時在精神科的醫院療養。三個月配合服藥的住院生活，小澤女士的症狀慢慢地消失。

也許是離開自宅在不同的環境休養，並反覆數次針對以往自己的人生或生活與主治醫面談，對症狀的回復具有療效吧。

回到自宅後，面對新家的寬廣空間，不再勉強自己全部使用，同時也能配合自己的身體狀況，適切地處理一些家事。父母和住在附近的弟弟一起住了。她說：「想到這件事，仍然有些感傷，不過，等身體狀況再好一點，我會到父母那兒問候。」

## 更年期女性的生活環境變化與憂鬱症

誠如前述，進入更年期的女性會有許多環境上的變化。小澤女士的例子，碰到搬家、兒女長大成人以及老邁父母的養育問題等等，狀況接二連三出現並不足爲奇。到了這個時期，任何人在無意識中會開始進行反省、檢討以往所度過人生的作業。如果自己從中所獲得的結論尚滿意，也許能鼓起勇氣面對新的狀況。

但是，如果對以往的自己並不十分滿意，或過於執著過去的自己，也許會對此後的生活帶來陰影。這時期必須注意的疾病之一是，這裡所探討的「更年期憂鬱病」。「更年期憂鬱病」乃是「在身體、精神面上造成重大壓力的更年時期發病的憂鬱病」。大致區分，主要有因體質或遺傳傾向（只是繼承容易染患憂鬱病傾向而已，憂鬱病本身不會遺傳）等個人內在因素而發病的「內因性憂鬱病」，還有因心理上、環境上等原因（至親的死亡等）而發病的「心因性憂鬱病」，以及兼具這兩要素而發病的「狀況因性憂鬱病」。現在的憂鬱病，並非內因、心因的其中一方所引起，多半是最後所列舉的「狀況因性憂鬱病」。不過，因個人差異，也有內因或心因的傾向較強的可能。

在此所舉的「搬家憂鬱病」可說是在小澤女士這種進入更年期的年代，因搬家的狀況，促成發病的媒介。對進入更年期的女性，尤其是長年擔任主婦的女性而言，家庭儼如其「城堡」。失去已然習慣的住家，乃是對其以往的人生畫下一大註腳，會產生極大的壓力。喪失住習慣的老家後，心中是否仍殘存對「老家」的美好回憶，也是非常重要的。如果在此碰到阻礙，會永遠忘不了失去的家庭，慢慢演變成與陷入憂鬱狀態的「喪失憂鬱病」類似的病狀。

而且，還必須適應另一個新環境。甚至居住環境、鄰居乃至個人的生活模式，都被迫改變。這也是隨著搬家而產生的重大壓力。由此可見，搬家引起的憂鬱症，是更年期女性常見的現象。相對地，男性發病的契機多半是「晉升」或「退職」。

## 憂鬱病的症狀與對策

憂鬱病的實際症狀有，莫名地感到情緒消沉、看任何事物再也不會有心動感的憂鬱氣氛；思考事物的速度極端地遲鈍；對所有一切帶有接近悲觀的思考障礙；動作及反應變得遲緩的行動障礙；還有失眠或食慾減低、頭痛等各種身體不適的自律神經失調症狀。一般而言，這類症狀在上午較爲強烈，從下午到黃昏之間有漸漸改善的傾向（稱爲日內變動）。家人若稍加注意，可能發現異常。而其中也有症狀正好相反，常有心浮氣躁感，一再持續著情緒不佳而坐立難安的狀態，此稱爲「激越憂鬱病」。

憂鬱病中最應注意的是，渴望自殺的念頭病態地提高，染患此病者，幾乎無人不想著：

「死了一了百了」。這也正是須在家人及周遭者的協助，讓其早期接受診斷與治療的緣故。

一般認爲，不可激勵被診斷是「憂鬱病」的人。這乃是因憂鬱病患者，對周遭人帶有幾近病態的「歉意」，對於旁人的善意激勵，會產生「大家這麼體恤、鼓勵我，我卻無法達成他們的期望，自己實在太不中用了。不如以死謝罪」的念頭。

近年，有助於治療憂鬱病的藥劑開發日益進步，利用藥物療法或心理治療，並用其他的各種療法，憂鬱病的治療法相對地進步許多。如果懷疑自己可能患有憂鬱病，首先應前往精神科的門診應診（覺得排斥者，可找常看的醫師洽談）。

以上，針對搬家的生活環境變化所造成的憂鬱病做一番簡要的說明，若要預防這類麻煩必須注意以下各點。

①不要倉促喬遷。確實處理對舊居的告別之念，慢慢地適應新居的環境。

②搬家對主婦會造成極大的負擔，因此，家人必須分擔打包作業的肢體勞動或向周遭鄰居辭行。

## 每年因頭痛、肩膀僵硬、失眠而苦惱

鈴木美智子今年六十歲，但看起來非常年輕，即使對外宣稱五十來歲也不足爲奇的賢淑女性。出生於日本東北地方，二十五歲到東京，爾後結婚。婚後立即產下一名女娃，是個顧家的專業主婦。雖然在三十五歲左右，遭逢丈夫因病亡故的不幸，但是，她仍然堅強地帶著獨女，從事打工性質的工作拼命地維持生計。從十年前左右生活漸入安定，五年前女兒結婚。後來，迎接故鄉的年邁母親，親子三代一起住在市區的公寓內。目前已辭退打工的工作，據說經常出外旅行，並熱衷於製作藝術花的興趣。

長年的辛苦，終於獲得舒適生活，可謂苦盡甘來。但是，據聞鈴木女士這數年來的身體狀況產生「異常」。每年殘暑過後，漸漸感到涼意的九月到十月間，身體的異常隨之而來。

首先一提的是，夜晚躺在床鋪上，總難以入睡，非但如此，開始頭痛，精神亢奮了無睡意。隔天早上仍然持續頭痛，而眼睛深處似乎也有疼痛感。隨後而起的是頑固的肩膀僵硬，令鈴木女士煩惱不已。每天都是類似的狀態，食慾也因而消失，心情越來越壞。慌張跑到醫院接受身體診察及檢查，但結果卻是「毫無異常」。

拿了醫生所開的頭痛藥，想辦法勉強硬撐，而時節的腳步也從秋季跨入冬季。當面對這種症狀不知持續到幾時而感到悲觀時，隨著氣候的溫暖，那種疼痛及失眠等症狀卻漸漸地消失。一旦症狀好轉之後，天生勤快的鈴木女士，又回到忙著處理家事的日子。但是，一旦秋天來臨，同樣的症狀必反覆出現。隨之而來的又是每天到內科醫院檢查。

生性耐力十足的鈴木女士，在這個狀態持續第四年的今年秋天，終於接受經常應診的醫師建議，到精神科應診。當我在門診聽其談論病情時，那生氣蓬勃、侃侃而談的模樣，根本

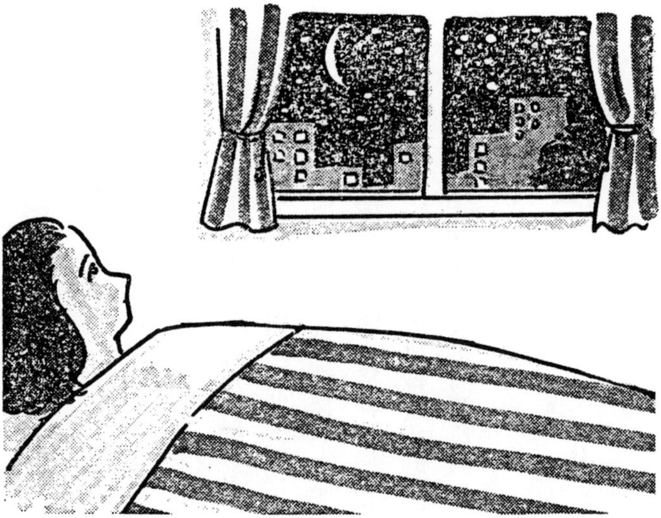

不像是個到精神科應診的患者。不過，從中也漸漸瞭解幾項事實。

「回想起來，從年輕時候開始，我的情緒似乎也有高低起伏。早春的季節往往生氣蓬勃，而到了秋天，不自覺地變得消沉。不過，對平日的生活倒沒有任何影響。

目前頭痛及肩膀酸疼的症狀相當嚴重，勉強地做點家事。又無食慾，每天胃藥不缺。晚上想著前塵舊事，睡不著覺，而早上天剛亮就醒來了。」

這類苦訴乃是「假性憂鬱病」的特徵，爲慎重起見所做的身體檢查也無異常，於是讓其服用少量的抗憂鬱藥，結果以往努力硬撐卻持續到秋天的一切症狀，彷彿變魔術般地慢慢減輕了。目前已能輕鬆地處理家務，鈴木女士喜孜孜地說：「今年冬天似乎可以愉快地度過。」

## 所謂假性憂鬱病

並非所有的人都像這位女士一般，在「輕症憂鬱」的階段，治療情形順利進行。事實上，多數「假性憂鬱病」的患者，並不是以憂鬱病的名目接受治療，而是懷疑自律神經失調症或神經症、內科方面的疾病而問診。

所謂「假性憂鬱病」是以身體症狀（這也是憂鬱病的重大症狀之一）為主要症狀呈現出來，乍看下並非心理疾病，因此，被稱為戴上身體疾病這個「假面」的憂鬱病。

毫無疑問地，這是一種憂鬱病，不過，神經症狀並不明顯，常造成走訪數家醫院毫無結果，使得病情拖延的問題。這種疾病在診斷上確實有令人為難之處，不過，如果專科醫師能仔細掌握病情經過，應可以做正確的診斷。一般而言，如果是憂鬱病，具有在患病以外完全回復正常，也能適應社會生活的特徵。

## 自己辦得到的憂鬱度檢查

也許有人擔心自己是否患有憂鬱病？縱然程度不至如此，生活在壓力叢生的現代社會的我們，有必要應隨時注意自己的情緒動態。

因此，接著我想爲各位介紹，「自己辦得到的憂鬱度檢查」的方法。以下所要談的是，著名的憂鬱病精神療法家，貝克博士所製造的「貝克憂鬱病調查表」。一般認爲利用此調查表，可以做憂鬱病的診斷及輕重程度的判定，從而瞭解自己處於何種精神狀態。

具體的方法是，請閱讀以下A～U的二十一個問題，並選擇自己所符合的項目（各分爲零分到三分的四個階段）依序作答。

請選出最近數天中，與妳的心情最相符的號碼。

A. 0 不會憂鬱
1 憂鬱
2 永遠無法擺脫憂鬱的心情
3 幾乎無法忍耐地，憂鬱而覺得不幸

B. 0 對將來不感到悲觀
1 對將來覺得悲觀
2 對將來沒有希望
3 對將來毫無希望，也無好轉的可能

C. 0 並不覺得有太大的失敗
1 覺得比一般人較常失敗
2 如果回顧過去，總想到失敗的事情
3 覺得自己是個失敗者

D. 0 和從前一樣覺得滿足
1 不再像從前那樣對事物感到有趣
2 實質上而言，已經無法滿足
3 凡事都令人厭煩不已

E. 0 毫無罪惡意識
1 有時會感到罪惡意識
2 幾乎隨時感到罪惡意識
3 隨時感到罪惡意識

F. 0 不覺得會遭受懲罰
1 也許會遭受懲罰

F.　2　覺得會遭受懲罰
　　3　覺得現在正遭受懲罰

G.　0　對自己不感到失望
　　1　對自己覺得失望
　　2　對自己感到厭煩
　　3　憎恨自己

H.　0　不覺得自己比他人差
　　1　對自己的缺點或過失帶有批判的態度
　　2　經常自己責備自己的失敗
　　3　如果發生不好的事，會責怪是自己所造成

I.　0　從沒有自殺的念頭
　　1　曾想過死，但從沒有實行自殺的念頭
　　2　想要自殺
　　3　如果有機會，打算自殺

J.　0　不會比平常愛哭
　　1　比以前常哭
　　2　經常都在哭
　　3　以前可以哭，現在想哭也哭不出來

K.　0　不會心浮氣躁
　　1　比平常略微心浮氣躁
　　2　經常心浮氣躁
　　3　現在一直覺得心浮氣躁

L. 0 沒有失去對他人的關心
1 不再像以前對他人那麼關心
2 幾乎失去對他人的關心
3 對他人毫無關心

M. 0 可以像平常一樣下決斷
1 比以前延後決斷
2 比以前更難以下決斷
3 已經無法下決斷

N. 0 不覺得比以前醜
1 擔心是否顯得老氣、失去魅力
2 覺得自己似乎已完全失去魅力
3 認定自己長得醜

O. 0 和平常一樣地工作
1 開始做某事時，必須比平常更努力
2 做任何事都要相當的努力
3 無法做任何事

P. 0 像平常一樣睡得好
1 無法像平常一樣睡得好
2 比平常早一～二個鐘頭醒來，再也難以入睡
3 比平常早數個鐘頭睡醒，無法再度入睡

Q. 0 不覺得比平常累
1 比以前較容易累

Q.　2　幾乎做任何事都覺得累
　　3　累得什麼也不能做

R.　0　像平常一樣有食慾
　　1　比平常缺乏食慾
　　2　幾乎沒有食慾
　　3　完全沒有食慾

S.　0　最近並沒有瘦多少
　　1　最近瘦了 2kg 以上
　　2　最近瘦了 4kg 以上
　　3　最近瘦了 6kg 以上

T.　0　對自己的健康不會比平常更擔心
　　1　注意疼痛或胃腸不順、便秘等自己的身體狀況
　　2　只擔心自己的身體狀況，不太顧慮其他的事情
　　3　只擔心自己的身體狀況，完全無法顧慮其他的事情

U.　0　性慾和平常沒有兩樣
　　1　性慾比以前差
　　2　幾乎沒有性慾
　　3　毫無性慾

那麼，所有的題目全數回答後，請計算各項目的得分。總共是幾分？接著請看判定表。

| 總　得　分 | 判　定（憂鬱狀態的程度） |
|---|---|
| 1 ～ 10 | 正常範圍的消沉 |
| 11 ～ 16 | 輕度憂鬱狀態 |
| 17 ～ 20 | 屬於臨床上所謂的憂鬱狀態的界限 |
| 21 ～ 30 | 中程度的憂鬱狀態 |
| 31 ～ 40 | 重程度的憂鬱狀態 |
| 41 以上 | 極度的憂鬱狀態 |

17分以上的人，必須接受專科醫師的治療。這個自我評價法從以前已積極地應用在實際的治療上。並非只做一次的測驗，而是以長時間定期性（譬如每週一次）地使用。對於其中的「自殺」或體重減少等「身體不適」的問題，獲得較高分數的人，建議您立即到醫院接受檢查。

以這類自我評價表爲參考，克服憂鬱病的治療法，稱爲「認知療法」。

引用自大衛・D邦茲著「不快的心情啊，再見」（星和書店）

## 更年期容易陷入的「空巢」狀態

鈴木女士除了上述的煩惱之外，還隱藏著更年期女性常見的一個重要問題。以往她爲了撫育獨生女，不辭勞苦拼命勞動。這是一段辛苦的歷程，但對她而言，也是一種人生的意義。外表看來似乎是以兒女長大成人、結婚的形式獲得回報。但從另一個角度而言，鈴木女士卻失去原有的精神支柱。即使兒女教育已告一段落，可以悠然徜徉於興趣活動中，但對當事者而言，心中卻留下一個極大的空洞。

這是所謂的「空巢」狀態，是更年期女性非常重要的關鍵用語。

同時，面臨女兒結婚或迎接老母前來同住，都是非常大的環境變化。雖然家人之間並沒有特殊的問題，但是，如何和姻親結合的家族相處融洽，這當中已形成壓力。

而且，根據鈴木女士所言，從年輕時期就有輕度的情緒變動周期，這也是容易染患憂鬱病的性格之一，是不可忽視的要素。這類性格稱爲循環氣質，一般而言，具有社交性、親切、富有幽默感等特徵。另外，調查患有憂鬱病者發病前的性格時，據說認眞、一絲不苟、工作熱心、不會虛應搪塞的性格者居多（這類性格的人稱爲執著氣質）。

鈴木女士每年到了秋天身體一定產生失調。不限定在秋季，而在固定的季節陷入憂鬱狀態者，也佔居少數。總而言之，對這種人而言，必須確實掌握應該留意的時期，千萬不可疏忽憂鬱病的侵擾。

以上，針對更年期女性的心理問題中，最爲重要的「憂鬱病」做了一番說明。當然，除此之外還有許多非常重要的問題。接著，就來談談更年期女性與酒的危險關係。

## 對丈夫的失望導致酒量增加

石井圭子女士今年四十一歲。排行四個兄弟姐妹中的老么，過著富足的生活，據說在學校非常用功，與大學認識的同年男性於畢業後結婚，就是現在的丈夫。

有兩名孩子，夫婦都在外工作的生活雖不輕鬆，倒也過得幸福和樂。但是，丈夫略有不切實際的一面，辭退原先服務的公司，自創事業。他不顧石井女士的擔憂，樂觀地表示：「沒問題，以後只靠我的力量就可以生活了。」

果然不出所料，經營的事業不到一年就失敗，丈夫不僅背負貸款，還弄壞了身體臥病在床。石井女士面臨著比以前更爲嚴酷的日子。不僅要照料丈夫的病情，更疲於償還貸款。

石井女士最理想的男士，乃是對自己疼愛有加的父親。無形中會把丈夫和父親相提並論。不過，丈夫也有一種隨時散發著青年氣息的魅力，因此，無法狠下心提出離婚的要求。

在如此艱難的生活中，石井女士慢慢地接觸酒。雖然從學生時期開始，在丈夫的說服下也曾嗜愛品酒，不過，隨著各種糾紛、煩惱的層出不窮，酒量漸漸地增加。三十五歲左右已

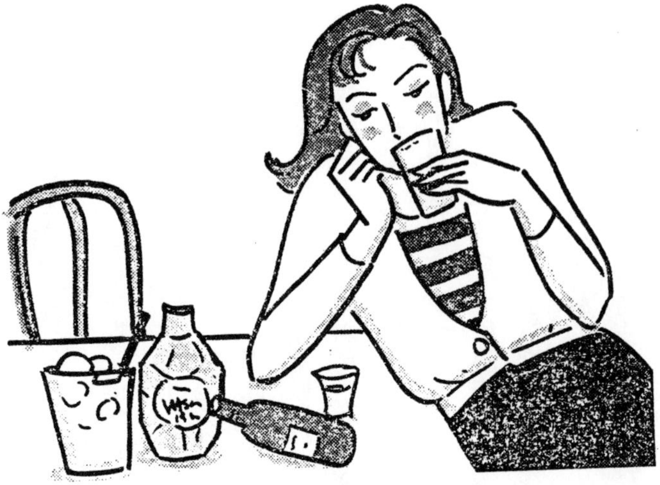

到了每天不喝不行的地步，從去年開始，一大早即喝威士忌酒。處於這樣的狀態，根本無法工作，更遑論維持家計。結果，在丈夫的陪同下前往精神科應診。

飲食不正常，早晚飲酒的結果，已陷入體力極度減弱的危險狀態。石井女士立即接受住院治療。住院後戒酒，並參與每週舉行的禁酒研討會，才慢慢明瞭自己是藉酒消愁。同時，和主治醫的面談中，也觸及以往所面臨的各種問題或自己本身的性格等等。

「戒酒吧」的念頭漸漸增強，而出席同樣是酒精依存症而苦惱者的聚會，聽他們的體驗談之後，這個念頭更爲明確。「眞正的問題乃在於，把所有一切歸罪他人而沉溺於酒精的自己。」心中燃起的這個想法，促成石井女士決定戒酒。雖然，仍然有無數的問題橫阻在她的眼前，但我們衷心地期待，在戒酒後的同伴們的支持下，一步步往前邁進。

## 酒精依存症危機增高的更年期

人生重大轉折的更年期，潛伏著造成各種疾病的陷阱。喝酒問題也是其中之一。尤其在現今任何人幾乎每天飲酒的時代，國人飲酒量激增的現狀下，更應特別注意。

酒精依存症的疾病，特徵是具有「我不會有問題」、「這種程度還不算是依存症吧」，之類否定疾病的強烈念頭，因此，如果周遭者不特別留意，往往錯失治療的時機。

女性和男性相較下，開始飲酒的年齡較晚，不過，實際上變成酒精依存症的期間，據說只有男性的一半，約五～六年。而根據報告指示，生理開始前或進入更年期後，會有「想喝酒」的渴望。

一般而言，女性染患酒精依存症的危機較高的是，育兒問題及家庭內的糾葛越來越複雜的三十歲前後，以及這裡所談的更年期。

對於把以往的時間全部投入於育兒工作及家事而欣喜兒女成長的女性而言，將會面臨兒女獨立、丈夫退休等重要的事情。

隨之而來的是，覺得生活變得枯燥乏味，如果喜歡喝酒，極有可能把注意力投注在酒上。像是前面所提的「空巢」狀態。當然，自己身體的疾病或丈夫的疾病也會帶來極大的壓力。而不論是已婚或未婚，更年期的女性常會經歷與自己父母的死別、或同、異性友人的死別等。

由此看來，不難瞭解前述的「憂鬱病」的狀況將成爲發病的導火線。以石井女士的例子而言，家庭內的糾紛是發病的原因。但是，仔細瞭解情況後，才發覺原因並不止於此，當事者的生長環境、青春期間所面臨的各種問題（對女性自身的生存方式缺乏自信或不能充分地解決與父母間的代溝等各種情況），乃是問題的根源，而以酒精依存症的形式暴露出來。

由此可見，酒精依存症的疾病有許多不能限定是更年期問題的要因，因此，回顧女性所經歷的人生的反省作業日形重要。同時，大家必須認識的是，回復正常之前的歷程相當崎嶇，絕非一直線地順暢。

另外，患者個人的回復，幾乎可說絕對不可能。必須有從依存症解脫而回復的同伴們的協助。目前在日本各地，有回復者的聚會（戒酒會或稱爲ＡＡ的團體）利用每週的團體討論，可以加強對戒酒的信心。同時，具有酒精依存症患者的家庭也結成協會組織。

## 令人擔憂的心理症狀「空巢」

以上，針對更年期中應該注意的疾病中，必須在精神科接受專業治療的「憂鬱病」「酒精依存症」做了一番解說。

從這節開始，我們將談論雖然不一定要接受精神科醫師的診察，卻是更年期女性碰到的「空巢」、「與兒女分別」等重要的心理問題。

有關「空巢」的問題，以往曾在各種疾病的原因中提及，以下再做一次綜合性的整理。這是家庭主婦常見的狀態，以賢内助之職讓在外工作的丈夫無後顧之憂，專心致力於兒女教育的女性，會在更年期前後經歷的一種心理狀態。事實上，在這個時期，多數人的生活已步入寬裕，也成功地建立個人的「巢」，即購買住宅。但是，一回神才發現這也是兒女離開「巢」的時期。諸如考上大學、找到職業或結婚而離家的各種情況。

總而言之，是無法改變辛苦養育成人的兒女，離開家裡的事實。

而丈夫則把所有的精力投注在工作上，根本無暇顧及家庭的狀況。和從前一樣每天過著早出晚歸的日子。當夫婦同心協力為「築巢」而努力奮鬥時，可能不引以為意，但當兒女一一長大成人而離開家庭後，丈夫那原本認眞篤實的態度，卻變得缺乏融通、靠不住的樣子。即使和丈夫討論未來的事情，也沒有明確的回答，往往變成只有主婦自己認眞地思考家庭的問題。處在巢中只有一個人，正是名符其實的「空巢」。

同時，這個時期還有更年期的荷爾蒙變化。進入更年期後，女性荷爾蒙的分泌會急速減少，而其反應則是促進女性荷爾蒙分泌的「性腺刺激荷爾蒙」量的增加。從此會產生各種自律神經症狀（臉面紅脹、頭痛、畏冷等）。而雪上加霜的是，這也是身爲女性的能力確實慢慢喪失的時期（有人稱更年期爲「喪失期」）對這類情況造成的壓力有過敏反應的人，會出現前述所提的各種精神方面的疾病。

當然，度過這段時期的方式有個人差異，多數人對這類問題並沒有太大的煩惱，倒是天生神經質的人，或愛鑽牛角尖、無法輕易把自己的煩惱告訴他人而逕自煩惱的人，較容易出現病態的症狀。

## 無法不反對獨生女的結婚

藤田友子女士今年五十三歲。個性開朗，和任何人都能成爲朋友。年幼喪父，從鄉下到東京工作。和同一個職場認識的男性結婚。她的丈夫在結婚時正好變更工作，故鄉的母親爲此有點擔憂而面有難色，但是，藤田不顧母親的反對斷然決定婚事。丈夫在新的職場上認眞地工作，而藤田也克盡職守扮演好家庭主婦的角色。不久，產下長女，藤田認爲：「務必讓這個孩子堂堂正正的走進社會」。因此，非常嚴格地管教。所幸女兒也健康正常地長大，而在數年前在郊外購得祈願已久的獨棟住宅。生活上已漸漸變得寬裕。

高中畢業後在社會上工作的女兒，交了男朋友，打算與對方結婚。女兒已年過二十五歲，正處適婚年齡。但是，藤田與其男友碰面後，總覺得不甚滿意。她所擔心的是，該男友去年辭調原本服務的公司，轉入收入不安定的中小企業工作。藤田表現過於強硬的反對態度，因而和女兒的關係日漸惡化。心裡非常掛意與女兒之間的關係，夜晚睡不著覺，而失去食慾。幾乎每天晚上爲此問題找丈夫商量，但是，卻一直無法解決這個煩惱。

很久以前曾經因失眠而服安眠藥，想到不如找精神科醫師洽談，而前來門診。

這類情況的藥物治療，通常是輔助性的，多半傾聽當事者的細訴爲治療的方針。在無數的面談中，也談及藤田本身的婚姻。慢慢地，她也能夠把自己的狀況和女兒的立場做一番比較。

剛開始擔心「也許自己管教過嚴，造成女兒的叛逆性」的藤田，隨著無數次的面談溝通，終於也表示了：「仔細一想，原來我的女兒的作爲也和我結婚時一模一樣啊！」到了這個地步，治療總算上了軌道。隨著心情的舒暢，頑固的失眠也漸漸不再煩人了。我讓她服少量的安眠藥，但自然而然就不再需要了。出現食慾，臉頰也比以前飽滿。「這麼一來，又要像以前那樣擔心是否該減肥了。」這是最近藤田女士經常掛在嘴上的煩惱。

像藤田女士的家庭一樣，如果比較母親與女兒之間的行動，有許多非常類似的地方。從選擇職業、配偶者的方法，到做人處事的特徵、決定人生方向時的觀念想法，母女的關係會產生極大的影響。

碰到站在人生的歧路上而徬徨時，回顧自己走過的人生歷程，和自己的母親做一番比較的作業，出人意外地有助於預防陷入「空巢」狀態。利用這個反省作業，或許可以消除原本鬱悶的心情，回復爽快清新的感覺。

## 把一切寄託在獨生子的母親的執著

更年期女性似乎無法離開費盡心血架構而成的「巢」。尤其是這個巢越大越氣派時，情況更為嚴重。同時，這種情緒會演變成「無法允許」兒女或丈夫離巢而去的情況。

松井玲子女士，四十九歲。據說是出自鄉下的名門閨秀。忠實地遵守父母的命令，從家鄉的女子高中畢業後，立即和父母所決定的男性相親而結婚。據說她的丈夫待人處事非常親切，但無法持守一項工作而經常轉職，結婚當初即過著有如在日本全國各地旅居一樣的生活。而且，當二人之間生下唯一的獨子後，丈夫即以單身赴任的形式出外工作。換言之，松井女士和兒子二人獨守在家中。

送丈夫前往赴任地之後，變成與兒子同病相憐的單親家庭，此後的松井搖身一變為極端的「教育媽媽」。自從兒子考上著名的高中後，這個傾向變得越來越強烈。其熱心的程度是，當兒子開始讀書時，松井女士也跟著用功。當然，碰到兒子偷懶不學時，責備的方式也是嚴格有加。原本自己也想上大學，卻因父母的命令而無法升學的松井，也許多少有把自己的夢想託付在兒子身上的傾向。總而言之，不負嚴格的指導叮嚀，兒子何其慶幸地考上著名的

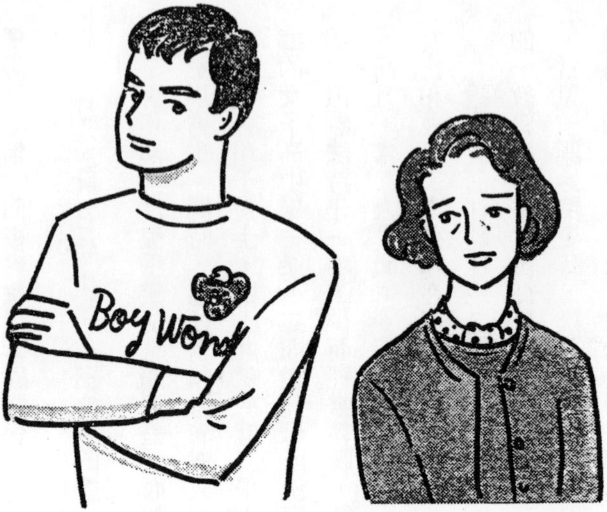


國立大學，松井一直以來的希望似乎如願以償。

但是，從此之後似乎是理所當然地，兒子開始表現出「叛逆」的行爲。一上大學之後，兒子不再聽母親的話，開始玩樂起來。以兒子的立場而言這乃是理所當然的。強忍母親囉嗦不停的微詞而努力用功，也僅止於考上目標的大學以前。既然母子共通的「考上大學」的目標已然達成，接著應該讓自己過自己想要的生活。

但對松井女性而言，兒子的反擊令其大爲痛心。原本彷彿自己也考上大學一般的喜悅心情剎那間消逝無蹤，不得已向丈夫哭訴，但丈夫卻反駁說：「以往妳不是叫我不要干涉孩子的事情嗎？事到如今你叫我怎麼說？」表現不予理睬的態度。

而兒子甚至揚言：「從此之後，我的事情全由自己決定。不論是找工作或結婚對象，絕不聽任母親的安排。」到此地步，松井女士往後的樂趣完全被抹煞一空。因爲，她早已打算著：「找一個我滿意的女孩做媳婦。」

松井女士因頭痛、失眠等症狀，前往精神科應診乃是此後不久的事。剛開始在診察室，只一味地哭訴：「我覺得兒子將離我遠去而感到寂寞。」的松井女士，在接連數次的面談之後，終於打開心結地說：「到底再怎麼煩惱，已成人而有自己想法的兒子，也無濟於事。我要找一個自己新的生存意義。」

不久之後，松井女士成爲夢寐以求自己眞正期望達成的大學生。爲了兼顧學業與主婦的身份，選擇空中教育的大學。

「像這樣生氣蓬勃的模樣，是我人生當中首次的經驗。每天過得非常愉快。」帶著開朗的笑容侃侃而談的模樣，令我印象深刻。

## 壓力性神經症的症狀與對策

前述兩個體驗談所出現的共通症狀，諸如失眠、食慾減退、頭痛等，並不一定是精神科疾病特有的症狀。全都是壓力襲擊人的身體時，所產生的反應。對更年期女性而言，兒女長大獨立或反叛，會變成極大的壓力，有時會陷入反應性的神經症狀態。而神經症的治療有各種不同的方式，一般所運用的方法是，服用輕量的鎮靜劑或安眠藥，並做一定期間的休養，而過程中且接受心理治療。

當然，也有許多人不必到精神科的門診診察，自己尋找消除壓力的方法，如把心事告知朋友或家人，尋求他們的援助，而避免陷入這樣的危機。

不過，最重要的是，在面臨兒女離家獨立之前，應保持能夠順應這類事態的關係。所以，平常家人之間必須保持把彼此當做「獨立人格」的個體對待的立場。話雖如此，並不表示家人的關係有如外人般的冷漠。而是指彼此之間能夠擁有在表達意見或下決定時，自由陳述意見的主體性。也許有人認爲：「話雖如此，兒子（或女兒）對我而言是非常重要的人，實在無法忍受讓她離開我的身邊。」正因爲如此，我認爲應從實際的「兒女離巢」之前做好心理建設。更年期前後所面臨的兒女或丈夫之間的家族問題，是難以輕易獲得解答的難題。因此，平常以冷靜的態度思考家人之間的相處方式，應該是確實因應緊要關頭的條件。

## 迴避更年期的心理危機

誠如以上所述，環繞在更年期周遭的壓力乃形形色色，而這些壓力也似乎會以各種疾病的型態襲擊而來。但是，如果在演變成這類事態之前，對自己的生活方式下些功夫，事實上是可以想辦法捱過的。

不過，一般所談的壓力消除法中，實際上每天可確實付諸實行者並不多。譬如，爲了避免落入煩惱的深淵，「適當的」找朋友或家人商量，或「適當地」放鬆自己等等，這些方法本身若非處於健康的精神狀態，事實上也是難以實現的養生之道。瞭解此番實情之後，我們試圖在幾種「中年危機的解脫法」找尋共通的項目。以下爲各位介紹。這些項目是參考中澤正夫著『壓力善玉論』（情報中心出版局）。

①**改變以往的行動模式**　這一點似乎對以往的人生常被時間追逐、處於競爭社會中的人具有效果。換言之，方法是「在自宅擁有自己的空間（隱藏處）」或「擁有自己的自由時間，即使一天只有三十分鐘或一個鐘頭。」「每天騰出一些可以遊玩的時間。」

②**找出某些「新穎」的事物**　嘗試以往未曾擁有的某些「新的」事物（興趣或工作）。因爲，若要避免蒼老，必須隨時磨練感受性。

③**冷靜地正視自己**　爲了消除壓力而嘗試新的體驗，但結果若令自己變得更爲混亂，仍需戒慎考慮。因爲，「過猶不及」。「正視自己」的作業，憑個人的力量較難，在這個時候，正需要家人的建議與忠告。

④**不知從何處改變時，首先做小變化**　開始學網球、不再吃零食、寫信給吵架而分手的朋友以消除心裡的疙瘩、或改變起床的時間等等……。日常生活中的變化，剛開始從小處

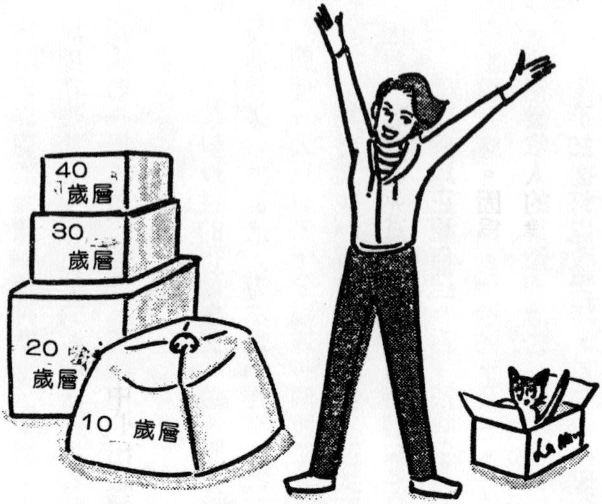


著手似乎較好。而且，首先踏出的「一步」非常重要，從這一步再開始連串的「變化」。

**⑤珍惜身體**　身體乃是一切的資本。更年期和以往的時期相比，不論是睡眠時間或運動、飲食生活，必須更加注意。同時，也要留意酒量，如果原本是抽煙者，建議在這段時期務必戒煙。據說，抽煙會加速動脈硬化，提早老化五年。

在此之前所談論的全是疾病的體驗例，接著，我想介紹一名女性的生活經歷，做爲本章的結束。

主角是川村淑子女士。年輕時從事福祉相關的工作。雖然工作繁重卻具有意義，尤其並無急著結婚的念頭，因此，猛一回神發現竟然形單影隻地迎接人生四十個年頭。

於是，突然想到：「今後的人生？」而所得到的結論是「做唯有目前的自己才能做的事，而且是自己眞正想做的事。」

川村所想做的事情，乃是自古傳承的「紡織」。她所希望的並非藉用近代的機械，而是利用古來相傳的方法，以自己的雙手去紡織。經過調查，發現某個鄉鎮有一處以傳授傳統織布技術爲目地的講習班。

下定決心之後的川村行動非常迅速，辦理退職手續、遷往遠在他鄉的城鎮、住家的安排等等，全在刹那間處理妥當，在周遭者頻頻勸阻聲中，瀟灑地單身出發。

也許以往過的是輕鬆自在的單身生活，才能如此明快而果決。不過，川村的「希望人生無悔」的心情和確實把想法付諸實現的行動力，實在令人感佩。事實上，在我們的周遭有許多不被心理疾病所搏倒，勇敢而帥氣地走過人生試煉的女性。

剛開始我曾說：「若把人生譬喻爲四季，更年期是秋季的開始。」也曾提及「更年期是喪失的時代」。這些的確有其無法否認的一面，不過，它們並不代表全部。以知性活動而言，隨著年齡（經驗）的增長，知性能力會提升，也能達成新的工作。這乃是衆所周知的事實。譬如，在政治、法律的分野上，有多數五十歲過後而創下卓越業績的人。當然，他們也肩負著後生晚輩的教育。誠心地希望所有的女性，都能有意義地度過「開朗的秋天入口」。

（野末浩之）

# 第 2 章

# 更年期的症狀因何產生

## 身心的顯著變化

以生物學的觀點而言，從三十年代中期，人已開始產生老化現象，不過，女性的身體產生顯著變化的是在更年期。從前著『女性的更年期』的問卷調查結果，可以發現四十五歲左右到五十五歲之間乃是一般的更年期年齡。有些人可能早約四～五年，而有些人則晚約四～五年，個人差異非常大。

一般人會隨著年齡的增長，身體各機關及機能開始衰弱，尤其是女性因卵巢的老化促使女性荷爾蒙（卵胞荷爾蒙與黃體荷爾蒙）的分泌開始產生變化，生殖機能漸走下坡。此外，外觀上產生變化也是這個時期。諸如皮膚漸漸失去光澤與彈力，開始出現白髮等，老化過程開始進行。

而身體內部也一點一滴地產生老化過程，不過，如果沒有任何症狀產生，多半無法察覺。但，一般人對於皮膚、頭髮所出現的變化較爲敏感。有些人看著鏡中的自己，覺得憂鬱心煩，結果造成月經不順，或不自覺地感到不順暢，爲一點小事心浮氣躁、不知不覺中陷入所謂更年期障礙的症狀中。

誠如引言所述，女性是無法避免面臨更年期，既然如此，何不深入地瞭解「何以會造成？」的體系結構，再勇敢地面對它，不正是順應更年期的最佳方法？在不安中茫然地迎接更年期，與具有正確知識，積極面向更年期的心態，雖然同是更年期間，自然會在平日的生活中產生極大的差距。

雖然人體日漸老化乃是自然現象，不過，對女性而言，卵巢機能減弱到完全終止的過程，其間有非常大的變化，荷爾蒙的狀態會產生異於往常的大變動。這段時期荷爾蒙會失去均衡，因此，體內正努力地想辦法給予修復，取得其間的均衡。而這個時期也是邁進老年期的過度期。這個過程若能順利度過，當然沒有太大的障礙產生。

但是，身體機能的大變動下，自然容易造成各種不適，而修復也頗費時間。這個過程是否少有波折且匆匆度過，或相對地歷盡千辛萬苦？與個人的體質、性格、環境、對事物的想法觀念、生活方式等，關係著多種因素。有些人從月經仍然順暢的時期就已出現症狀，而有些人則在停經後經過數年才有症狀。

障礙的發生時期和荷爾蒙的均衡，並不一定成正比。像這樣無法單純以荷爾蒙的變動來處理，具有許多複雜要素，可說是更年期與更年期障礙之間關係的特徵。

## 因內分泌變化而出現的症狀

更年期所出現的身心變化中，最明顯的是停經。以停經爲界線，女性的內分泌狀態會產生極大變化。其中尤以從卵巢分泌的卵胞荷爾蒙和黃體荷爾蒙等兩種女性荷爾蒙，以及從下垂體分泌的性腺刺激荷爾蒙的變化最爲劇烈。首先，隨著卵巢的老化，排卵變不規則，兩種女性荷爾蒙失去均衡，而當這些荷爾蒙的分泌減弱時，性腺刺激荷爾蒙會隨之激增，刺激卵巢的荷爾蒙分泌。

女性荷爾蒙的減少與性腺刺激荷爾蒙的增加，乃是因卵巢老化而引起，最後卵巢將停止機能，即使性腺刺激荷爾蒙再增加也無法使卵巢分泌荷爾蒙，也不再出現排卵。卵巢的老化是起自自認年輕嫵媚的三十五歲左右。早已進入更年期開端的四十年代，卵巢的大小與重量會慢慢減少。五十歲過後，幾乎沒有排卵的情況越來越多，卵巢的機能也慢慢趨向停止。但其中也有五十年代中期仍有月經，甚至懷孕的情況，因此，不見得停經後一定沒有排卵，不過，這種情況爲數甚少。

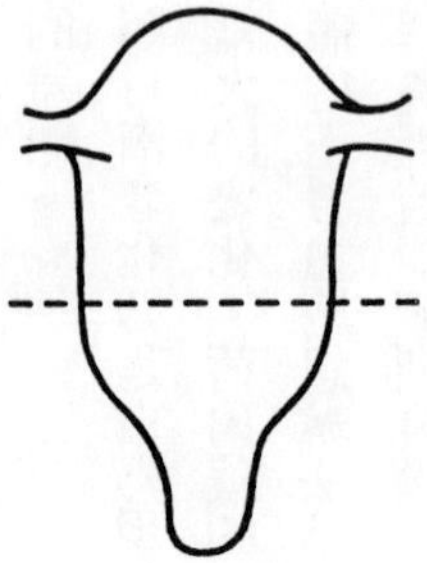

更年期

荷爾蒙中除了性荷爾蒙之外，還有其他多數荷爾蒙，但是，到了更年期之後，並沒有性荷爾蒙和性腺荷爾蒙那麼劇烈的變化。並非更年期所

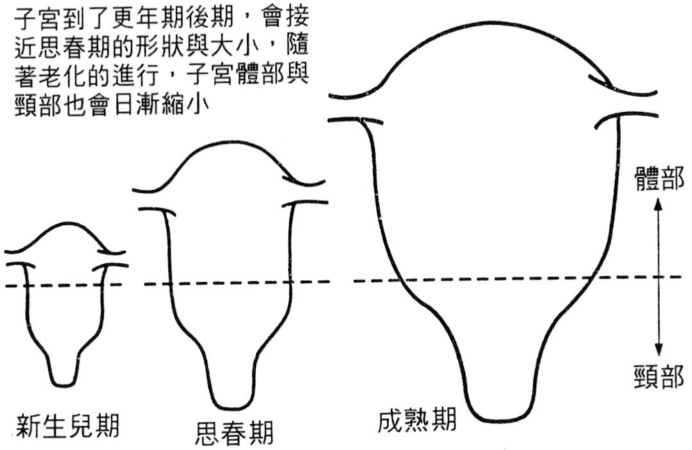

子宮到了更年期後期，會接近思春期的形狀與大小，隨著老化的進行，子宮體部與頸部也會日漸縮小

年齡別的子宮變化

產生的身體不順，全是荷爾蒙失調所造成，但是，毫無疑問的是，卵胞荷爾蒙的減少及隨之而起的性腺刺激荷爾蒙的變化，乃是造成不順的重大原因。直接因荷爾蒙均衡的失調而產生的不順，有以下各項。

**□月經不順與不正常出血**

因卵巢老化，排卵週期產生紊亂，月經週期的變化出現提早或延緩等月經不順的情況。同時，由於卵巢所分泌的荷爾蒙量並不固定，子宮內膜的增殖程度也出現變化，造成月經量變多、變少或持續期間變長、變短等變化。

有時雖然分泌卵胞荷爾蒙，卻因沒有排卵，造成一再增殖的子宮內膜慢慢剝落，引起機能性出血的狀態長久持續，甚至有出血長達一個月而不止的情況。如果以往的月經週期非常正常，卻出現異於往常的月經狀態，表示正漸入更年期的

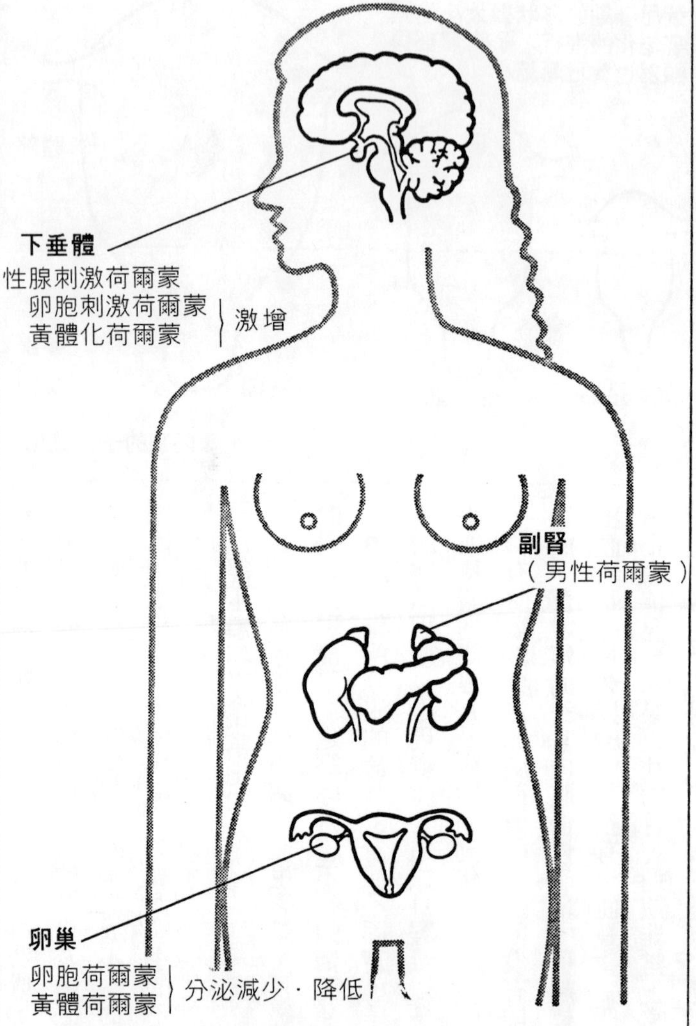
下垂體
性腺刺激荷爾蒙
卵胞刺激荷爾蒙
黃體化荷爾蒙
激增
副腎
（男性荷爾蒙）
卵巢
卵胞荷爾蒙
黃體荷爾蒙
分泌減少・降低

性荷爾蒙與內分泌腺

入口了。

□萎縮性膣炎

停經後，由於膣壁彈力減弱，潤滑液也日漸減少，性行爲會感到痛苦或出現出血症狀。但是，並非所有更年期的人都有這類性交障礙，也有一如往常沒有任何麻煩地度過這個時期的伴侶。這些人多半是皮下脂肪較厚，體態略微豐腴的女性。其原因也許是卵巢機能停止後，副腎所分泌的男性荷爾蒙因脂肪細胞而轉換成卵胞荷爾蒙。同時，性交並不單純受身體狀態所左右，精神層面也佔有極大的關係，因此，和夫婦之間的相處方式也有關連。

□自律神經機能的混亂

荷爾蒙分泌的變化也會對自律神經系的調節造成影響，使其控制中樞陷入混亂狀，結果出現臉面紅脹、畏冷、發汗、目眩、耳鳴、頭痛等，以血管運動神經系的失調爲主的症狀。同時，也容易出現泌尿器系障礙的頻尿或排尿痛；消化器系障礙的便秘、下痢、腹瀉等，這些都是自律神經失調造成的結果。

因腦部老化而引起的自律神經中樞的失調

自律神經的中樞位於間腦的視床下部。間腦是位於左右大腦半球之間的腦幹的一部，由視床和視床下部所構成。而視床下部又有體溫、睡眠、攝食、攝水、行動及荷爾蒙的中樞。

到了更年期，因卵巢老化，會造成下垂體乃至視床下部的荷爾蒙中樞失去平衡，同時，也會誘發各種自律神經失調狀態，這一點從荷爾蒙中樞與自律神經中樞都位於間腦視床下部的事實，應可獲得理解。

在此，對於自律神經失調的原因，乃是卵巢老化所引起的想法觀念，由於正值中樞神經的腦部也開始老化的年齡，也可解釋爲是因腦的老化造成自律神經的混亂。原因並不只是因卵巢的老化，雖然它是造成老化的重要導火線，但是，也可以設想是因與其同時進行的腦部老化，造成中樞的控制體系機能產生混亂。

事實上，也有性荷爾蒙或下垂體荷爾蒙的分泌量正常，卻出現有如性荷爾蒙分泌減少的更年期障礙完全相同的症狀，例如發熱、臉面紅脹、發汗、焦躁不安、失眠、食慾不振、畏冷等，這些足以說明腦部老化的影響。換言之，把原因設定在卵巢的老化時，有時則難以說明荷爾蒙並無異常的情況。

更年期的不定愁訴，並不只是因卵巢機能老化，也會因腦中樞出現異常而引起，因此，無法以單一的原因做充分的說明。荷爾蒙的變化與腦的老化，環境變化或外在而來的壓力，以及與此對應的性格或神經反應等，彼此交互作用而造成，所以，在治療上綜合因素的掌握具有非常重要的意義。

## 全身老化引起的異常或機能減弱

到達高齡後，不僅卵巢、腦會走向老化之途，全身也會出現老化現象。

心肌也會隨著年齡增長而老化，收縮力變弱，由心臟送出的血液量也變少。動脈壁也因硬化而失去彈性，血壓易生變化。有些人甚至會變成高血壓。尤其是女性，因停經造成卵胞荷爾蒙分泌減低時，這種傾向尤強。也因此，誠如後述利用荷爾蒙補充療法，可以預防心疾患或高血壓。

同時，肺機能也生變化，肺活量減少而造成動脈血的氧氣壓隨之降低。不過，據說平日從事運動者，與不做運動的人相比，較少出現氧氣壓降低的情況。從這一點，我們也可以說老化的進行，可以做某種程度的抑止。

胃黏膜也會出現萎縮性的變化，而腸管的蠕動運動也有異常。因自律神經失去平衡，有時也會出現便秘或下痢。

此外，還有腎臟機能減弱、骨骼隨著老化而變得脆弱等，產生全身脹氣或組織的萎縮，機能及免疫能力也隨之衰退，因此，容易染患各種疾病，又難以治療乃是其特徵。

外觀上較容易瞭解的變化有，皮膚的皺紋、黑斑、鬆弛，毛髮量減少、變瘦而脆弱、出現白髮、患老花眼、牙齒鬆落、齒脛消瘦、聽力變差等。即使無法從外觀看出來，也無法否認全身的老化正逐日進行中。

但是，並不因此而表示人生到達終點，仍然有許多幹勁十足賣力工作的大前輩。筆者曾在電視看過年屆一百高齡的金婆婆，仍然勤勉地做步行訓練，隨著每日的練習而步行速度加快，終於健步如飛，委實令人訝異且深受激勵。

雖然我們不得不承認老化的事實，但我希望大家不可忘記，並非老化而一無是處，只要努力減少老化的程度，儘量致力於各項活動，必可獲得相對的回報。

精神老化所引起的障礙

除了身體的老化之外，很可惜的是，也會發生精神的老化。所幸記憶力不會顯著衰退（仍然清楚記得古老的往事），但卻具有記銘力略微降低的傾向（剛聽見的名字立即忘記）。綜合的判斷力，到相當高齡也不至於極度衰退，因此，還適合掌管一切家務的工作。

不過，這些都有極大的個人差異，根據個人以往的人生經驗或目前生活的地區、職場、家庭等環境或性格，而有不同的狀況。同時，精神的老化隨著動脈硬化的進行，有較強烈的反應，出現浮躁不安、易怒、頑固、不承認自己的過失、對新事物不感興趣、過度愛管閒事或價值觀的變化等。

## 何種人會出現較強烈的更年期障礙？

**因歲層而出現的更年期障礙**

| 歲層／症狀 | 三十歲層後半 | 四十歲層前半 | 四十歲層後半 | 五十歲層前半 | 五十歲層後半 |
|---|---|---|---|---|---|
| 有症狀 | 67.5% | 68.2% | 88.5% | 84.4% | 90.9% |
| | 46人／70人中 | 88／129 | 138／156 | 103／122 | 70／77 |
| 無症狀 | 34.3% | 31.8% | 11.5% | 15.6% | 9.1% |
| | 24人／70人中 | 41／129 | 18／156 | 19／122 | 7／77 |
| 接受醫師診察 | 17.1% | 18.6 | 32.1 | 40.2 | 45.5 |
| | 12人／70人中 | 24／129 | 50／156 | 49／122 | 35／77 |

（『女性的更年期』1983 年　主婦之友社刊
抽樣問卷調查人數 1000 名）

更年期間多少會有不快症狀，如果全部強忍苦痛而生活，是相當辛苦的一件事，誠如八十頁所示，若是與生命無關的輕微症狀，以適當的因應對策倒容易捱過難關，若如九二頁所列舉的與生命相關的症狀，必須儘早接受醫師的診察。

不論有無顧慮的需要，自覺有更年期障礙者，如上表所示，四十歲層前半約有三分之二人陳述症狀，而四十歲層後半有八八・五%的人苦訴某些症狀。最高是在五十歲層後半，佔居九〇・九%，換言之，十人中有九人自覺某些症狀，但是，覺得難過而應診者只佔半數的四五・五%。

## 苦訴障礙的四種類型

苦訴更年期症狀者中，大致可區分爲以下四種類型。

其一是，對於自覺的症狀或苦痛，不知如何

表示而煩惱的類型。換言之，原因可能在於更年期障礙的症狀非常複雜而難以掌握，甚至隨著日子、時間產生變化，抑或隨著當天的心情而有所改變吧。而在這種類型中，即使自己非常明白症狀或苦痛的來源，卻恥於據實告知醫師，或對把自己或家裡的問題完全表白有所排斥感，而遲遲難以說出眞心話。這種患者，若不花較長的時間深入而仔細地洽談，幾乎無法瞭解眞正的原因。當然，可能是荷爾蒙失調所造成，但也有多數是心因性的情況。

另一種類型是，雖然是屬於情況較輕微而不値得一提的症狀，卻没完没了地到處申訴的人。這種類型者，從談話中問出問題的關鍵，並不比第一種類型難。但是，相反地，如何從漫無止境的苦訴中整理出結論？或找出當事者最難過的症狀爲何？倒有困難之處。這樣的人具有對任何事都敏感反應的特徵。似乎多半屬於心因性的情況（請參考第一章）。

另外一種類型是，全身缺乏氣力，對一切表現消極態度，往往對自己帶有負面評價的人。所苦訴的症狀中以失眠、疲勞感、不安感到神經方面的症狀居多，而不安的內容也反覆無常，可能逐日更改。這種類型者具有憂鬱傾向，第一章的內容可做參考。

與上述三種類型不同的是，以往對自己深具信心，積極過生活的人。這和在外工作的職業婦女的共通之處是，苦訴曾經駕輕就熟的事物，再也無法隨心所欲地處理，覺得自己不中用，無法再持續工作、失去生存信心而煩惱的人。

## 出現較強障礙的類型

強烈苦訴障礙的類型者中，我覺得似乎以奮鬥不懈型的人居多。處事幹練、能兼顧職業與家事，是人人誇讚的好妻子、好母親或好媳婦的人，似乎要特別注意。奮鬥不懈的人，往往對自己的工作投注所有的精力。因此，身心俱疲且壓力較多。在尚有充裕體力的三十年代倒無所謂，到了四十年代，如果疲勞日積月累，而又無法適切地發洩壓力，恐怕造成許多事與願違的狀況，而懷疑自己是否染患某些疾病。結果造成不安與日俱增，而開始四處到醫院門診的往診生活。

覺得自己不夠完美則誓不甘休，所有一切若不完全依自己的意圖達成則無法原諒自己的類型，應特別注意。

如果，無法偶而偷偷懶、丟開家事的束縛、忙中偷閒讓自己休息，會變成「炙熱燃燒症候群」。即使別人一再地建議，何不坦率地全部敞開自己，向人撒撒嬌、尋求安慰也無妨，但「知易行難」，對自己過於嚴苛的類型，多半會出現強烈的更年期障礙。這種人乍看下意志非常堅強，儼然一副教母的模樣，其實出人意外的是，她們通常具有比別人更脆弱的一面。對溫柔的語詞耳軟，碰到中傷會極度受到傷害。同時，對於身體略有違和感，比平常人更感到畏懼，常因此陷入不安。

另外，和這種類型正好相反地，生活一切總是倚賴周遭某人者，也有出現強烈更年期障礙的傾向。這種人也許過著的是幸福安和的人生。因爲，她們隨時有父母或丈夫、兒女的支持，生活諸事從不必自己下判斷、做決定。總而言之，發生在自己身上的任何不好的事情，會有歸咎他人的傾向。而更年期障礙的症狀，只發生在中年女性的身上，又難以獲得丈夫或年幼兒女們的理解，因此，常誤解周遭者對自己的態度變得越來越冷淡。當因升學或結婚、就職等，兒女一一離開身邊時，失去原有生活的支撐而無法獨自面對人生時，開始出現各種症狀的苦訴。這些苦訴有如牢騷般一再地反覆時，會造成丈夫、兒女漸漸疏遠的結果。

更年期會發生什麼現象？自己該如何面對？應該事前思考如何不必藉助他力而能依自己的意願生活的問題。

既非努力不懈者，也非依賴他人者，也有更年期障礙較強的人。這是有過多充裕的時間，而不知該如何有效使用時間的情況。生活安定，家庭平和毫無波瀾。在他人眼中雖然處境相當寬裕，但不知如何面對育兒工作已然完畢後的人生、退休後的人生時，身體的不適會隨之呈現出來。事實上，體力與氣力已大不如前。開始發現這些事實後，「那邊也不對、這邊也奇怪」的感覺日益顯著、注意到的全是身體的不良狀況。如果從未想到丈夫先走一步或兒女離巢而獨居後的生活，將陷入巨大的陷阱中。即使生活安定，一旦失去生活意義，則無法過著充實的生活。面對人生八十年代的歷程，除了應特別注意自己的身體健康之外，也應開始找出自己覺得信服而能專心投入的事物。

這種人更年期障礙較少

社會上也有許多停經後，並沒有發覺任何更年期障礙的人。這些人多半擁有自己全心投入的事物、足以沉迷其中的對象。

不論是工作或興趣，只要當事者能從中感到生存的意義而全心投入，即使身體上有某些不適的地方，並不會耿耿於懷。仍然在工作上就職的人當中，如果自覺工作本身充滿樂趣，即使身體有些吃不消，鮮少會因此而造成壓力，所以，不僅精神穩定，障礙也較輕微。相反地，對於職場上的人際關係，覺得頗有精神方面的疲勞感者，具有障礙較強的傾向。

在個人的氣質上，屬於悠然自得者、坦率者、不拘泥小事者、一切事物朝好處想的積極進取者，即使出現障礙，不會過度顧慮，或爲此而煩惱不已。同時，能夠傾聽醫師或家人、朋友的意見，認爲是好的建議必立即付諸實行，因此，能把痛苦減至最小。

更年期自律神經失調的症狀之一是，臉面紅脹與畏冷。突然全身感到熱氣竄身，汗水猛流。但擦汗後覺得寒意，手腳冰冷的難過等等，這些症狀會有如波浪般推向前來。對於耿耿於懷的人可能不好受，但是，也有人把它當成老毛病看待，並不會造成生活上的困擾。

面對同樣的症狀，有些人越感到焦慮、不知所措，症狀越嚴重，而有些人不把它放在心上，認爲時間一過自然轉好，並不把症狀當做是障礙，因此，自然會有人覺得強烈，而有人卻不引以爲意的差別。

但是，感覺更年期的症狀極爲強烈者，也請放心。只是咬緊牙關度過這個艱難時期，並

非良策。目前有荷爾蒙補充療法（ＨＲＴ）等方法。只要妳願意接受治療，也有可能消除更年期等各種症狀。（請參照第六章）

## 家庭環境、職業等與更年期障礙

在前著『女性的更年期』中，曾針對有無更年期障礙或其出現方式，做過一番問卷調查。根據調查的結果，在家族構成與障礙的出現法上，比較小家庭和有其他家族同住的家庭時，發現有其他家人同住者的家庭，會明顯地出現更年期障礙。我認爲，這表示複雜的家庭內人際關係，是令女性強烈地感到更年期障礙的原因之一。

由此可見，造成出現明顯更年期障礙的原因中，令我們更深切地體認到精神上的壓力佔居多麼重要的角色。而且，從這項事實，我們也可以說在家族中廢除過度的客套，彼此坦誠相處是非常重要的。不要受好媳婦、好母親、好妻子等註册商標的束縛，應該活出眞正的自己。若有必要，不要刻意隱藏壓力，甚至吵架論爭的人際關係，遠比暗自忍耐而在家庭內帶著一張面具生活，精神上較爲健康。

至於擁有職業的人，從問卷調查的結果顯示，自覺工作辛苦者，會出現較強烈的障礙，這也是理所當然。而從內容看來，覺得人際關係上等精神面較難以應付的人，遠比身體感到強烈負荷者，會出現較強烈的障礙。

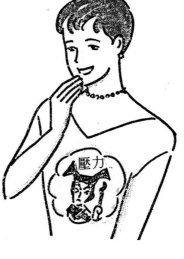

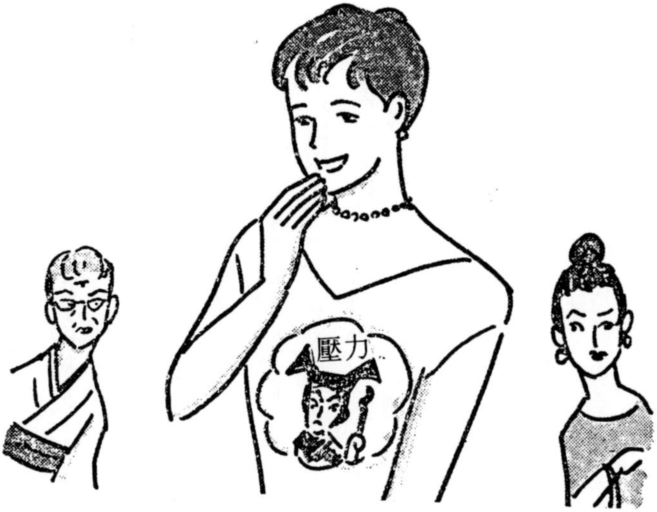


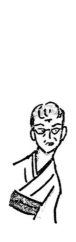

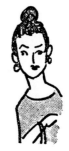

另外，當時的問卷調查中，發現有無妊娠經驗、有無流產、有無使用避孕藥等，和更年期障礙並沒有太大的關係。

由於單身女性回答問卷調查的人數較少，並無法清楚地瞭解和已婚者之間的差異。也許，可以當做是個人差異吧。因爲，已婚者中又分有育有子女者、膝下無子女者、與丈夫分手者、與丈夫死別者、再婚者等各種情況。同時，也有人接受婦女科的手術、或没動過手術的人，而在單身女性中，又有雖然不結婚卻有情人者、或孤零零一個人等不同的情況。而不論以往走過什麼樣的人生，都會面臨更年期。但是，更年期障礙卻是十人十樣、互不相同。

姑且不論過去如何，我認爲目前的生活是否充實？身體是否健康？其間的差異會影響更年期障礙的產生。同時，也關係著今後打算過什麼樣的生活、實行何種計劃。

## 歐美對更年期障礙的處理方式

更年期障礙乃出自德語的意譯詞。在美國或英國等英語圈，所使用的用語是「停經期的症狀」。這時，主要是指因卵胞荷爾蒙減少，而造成內分泌異常爲誘因的身體各方面的症狀。至於心理方面的問題，可以找心理醫師洽談或女性自身彼此交換停經期方面的情報。也有彼此交換經驗的自助團體（阿瑪蘭特協會）（參照二〇〇頁）、診療所等。

在積極而祈求平安度過更年期的女性們的推動下，如何減輕因卵胞荷爾蒙不足而造成的各種症狀，以及有關預防心疾病、骨質疏鬆症的荷爾蒙補充療法（ＨＲＴ）的錄影帶製作、新聞稿發行等，類似的運動日益昌盛。另一方面，也有抱持只要瞭解更年期的發生體系，不必倚賴ＨＲＴ自然迎接停經期的觀念的團體。在歐美社會的工作女性越來越多的現在，不論在報紙、雜誌或書籍上，已由女性自身主動談論這個話題了。

# 如何將障礙克服到最小程度

在人生的過程中，各個年代會面臨幾個轉折點。而我們就是一一地克服這些轉折點度過人生。如何適當地繞過轉折點？有些人可能比旁人加倍努力，遍嘗各種辛勞。不見得一路順暢的人生一定美妙，有時雖然扭扭曲曲又危險重重，但度過各種障礙而找出自己方向的人，有時卻能擁有更充實的人生。但是，如果能輕易地度過更年期的壁壘，再也無勝於此了。

在人生的早期，任何人都會碰到的最大壁壘是，自我形成的思春期。其次所碰到的大壁壘是（暫且不提結婚、育兒等過程）就是更年期了。面臨這個時期之前，我們曾經過思春期、長大成人就業、結婚、體驗育兒過程等漫長的人生。而過去所經歷的一切，也和如何面臨這個時期有密切的關連。

因此，所謂更年期的預防之法，其實是和如何走過人生？如何開拓人生相關的問題。過去的一切已無法更改，因此，若要盡可能毫無障礙的度過眼前所面臨的更年期，和今後將如何生活，可謂息息相關。接下來所要談的更年期障礙的預防法，乃是已然出現的障礙的對應法，也是爲了在更年期以後度過更美好人生的計劃。

冷靜地接納自己身體的變化

誠如前述再三地贅言，更年期乃是女性荷爾蒙的分泌產生變化，慢慢步入停經的時期。而瞭解女性身體變化的組織體系，是非常重要的一件事。妊娠、生產時，茫然無知而強忍陣痛，和瞭解懷孕生產的來攏去脈而嚴陣以待時，相信對陣痛必有極大的不同感受。

我經常建議大家的是，測量基礎體溫。它有助於瞭解這個時期的身體變化。因爲，即使不必抽血調查荷爾蒙值，只要測量基礎體溫，即可大致掌握荷爾蒙的狀態。如果低溫期較長，而無高溫期，表示無排卵。若有高溫期卻比以前短，而溫度比以前低時，即可想像也許是黃體荷爾蒙的分泌較少。如果一併記載何時有出血現象？其量如何？有無其他障礙等，即有線索可以推論目前的症狀是因何引起。

即使沒有寫日記的時間，只要簡單地記入睡眠的狀態、性生活的情形、食慾或排便的狀態，就是非常珍貴的記錄。當開始出現月經不順時，大致可以藉由記錄獲得何時可能停經？月經來遲是否因更年期所致？是懷孕或不正常出血等情報。它將提供妳許多參考資料，務必養成測量基礎體溫的習慣。而且，若因某些症狀而就診時，務必攜帶前往。

聽到有人問及：「已經進入更年期了吧？」通常會有排斥感，但是，人的身體是無法避免老化。雖然，我們可以力圖延緩老化，但是，順其自然地承認自己所有的一切，也是非常重要的一件事。和三十年、四十年代前半不同的自己，是以否定態度面對它？或自認是累積一趟人生經驗的前輩，積極地肯定自己，其間的差異非常大。誠然，到了這個年紀和二十年

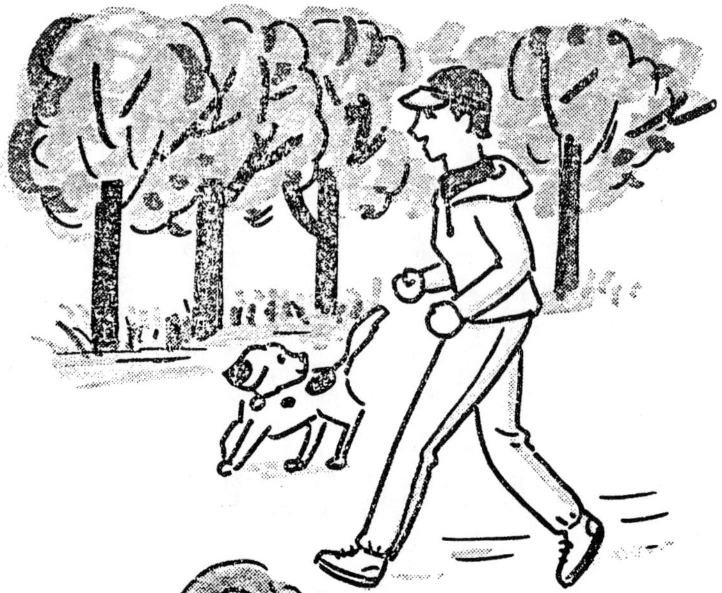

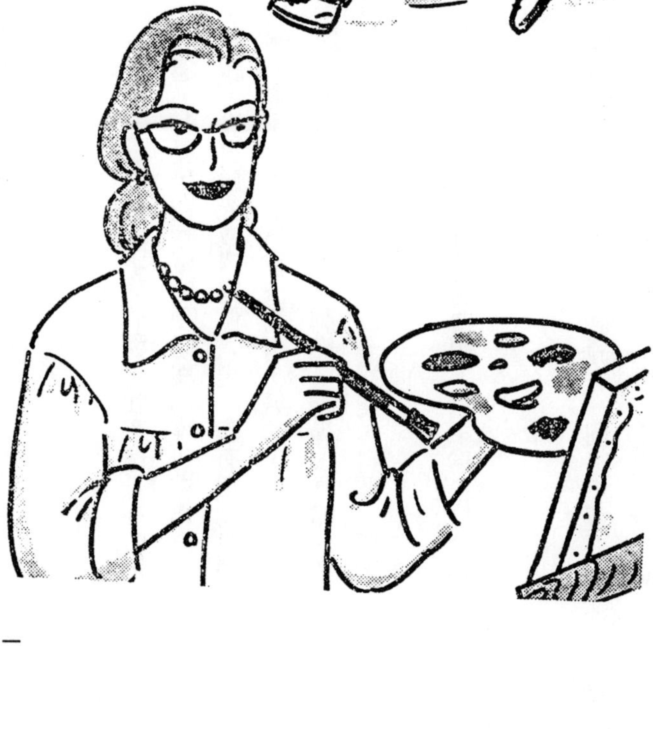

代或三十年代的人相比，跑起步來自然是慢得多了。但是，卻不乏透過經驗給人建議、忠告的內容。我認爲接納原原本本的自己，才會獲得心靈的安適。

## 利用廣泛的興趣忘卻症狀

似乎有越來越多人，從更年期前後參加社區文化中心的各項才藝活動。我想這是在時間與經濟上漸漸變得寬裕的緣故，而擁有個人的興趣，對更年期障礙的預防與治療也非常好。所以興趣堪稱林林總總，寫詩、作詞、腳本、閱讀、歷史研究或書寫個人史，還有活動身體的慢跑、有氧舞蹈、舞蹈、網球、高爾夫、瑜伽、游泳、太極拳或自衛術、氣功、眞向法、還有合唱、卡拉OK、鄉頌、樂器、吟詩、歌謠、能舞、日本舞蹈、刺繡、編織、洋裁、染色、皮革工藝、繪畫、雕刻、陶藝、養花或盆栽、種田圃、書法、茶道、插花、料理、學習外語、照相、旅行、觀測天象等。幾乎不勝枚舉。

既是興趣，只管選擇自己喜愛的項目。不過，在選擇上也有幾點要領，以下爲各位介紹一、二。

### □擁有幾項不同方向的興趣

選擇數種興趣時，應該選擇不同的類型，譬如運用腦力者與使用肢體者。同時，還要加上需要創造力的興趣。將興趣融和靜態與動態兩種方式，可取得身心的平衡，不僅健康且具效果。

### □團體活動和個人興趣

如果只有和大夥同伴才能從事的興趣，會不知如何面對自己個人的時間。建議您的是，譬如對到山野踏青感興趣，則在山野享受森林浴時，和朋友們熱熱鬧鬧歡聚一堂。而在家裡獨處時，不妨種種花草、觀賞室內盆景、做素描或整理所拍的照片等，讓自己也擁有可以獨自享受的時間。如果擁有的興趣是，偶而與同伴在一起玩樂，偶而享受個人獨處的時間，必可長久持續。

相反地，如果一直以來的興趣是，和多數的同伴共事的內容，或個人的興趣，可能變成怕孤獨務必有他人作陪，或相反地隱藏在自己的世界裡而不願意走入人群的傾向。當性格成固定化後，可能在家族之間也無法相處，終究會造成問題。

### □不可沉迷於興趣中而造成壓力

希望各位注意的是，不要因爲與伙伴的聚會，使人際關係變得複雜而造成糾紛，或爲了一場發表會，搞得身心俱疲。縱然只是一項興趣，越專研、投入之後，必有相當的辛苦與波折。同時，正因爲歷經辛苦波折，更覺其中的樂趣無窮，也會使人更加成長。

但是，這也是程度問題。如果因和擁有同一興趣的伙伴們發生糾紛，造成更年期障礙更爲嚴重，甚至弄壞了身體，已失去興趣的效用。這樣的興趣再持續下去只有痛苦而已。因此，興趣首重可以享樂。

□也要選擇活動肢體的運動

女性從更年期的發端開始，體力會漸漸減弱，變得容易疲勞，而疲勞的回復時間也較長。當身體不聽使喚時，常有慾求不滿、出現障礙的情況。如果為此而悶居在家中、足不出戶，身體日漸難以活動，使障礙更為強烈，導致惡性循環。

因此，最好利用運動做為更年期障礙的預防與治療。運動不僅能促進血液循環，治癒畏冷症，也能消除肩膀硬化、便秘或失眠。尤其是鮮少活動肢體的人，最好選擇能活動全身肢體的項目。不論是在職者或主婦，應該刻意使用平常不動的肌肉。體重較重的人，勉強自己賽跑時，恐怕會弄痛腳腕或膝蓋，因此，這種體型的人最好選擇像游泳不耗重力的運動。

另外，以往從未做過任何運動的人，千萬不可突然做劇烈運動，而造成心臟、肌肉、關節的不勝負荷。應慢慢地從較輕度的運動開始，讓身體逐漸習慣。雖然一般人認為游泳對中、高年人有益，如果居家附近沒有游泳池，建議您最好從輕鬆慢步開始。一開始就用跑步，雙腳會承受體重以上的壓力，對不習慣者而言是危險的。

完全按照自己的方式，以為年輕時既然辦得到，年紀老大後也逞強而開始做劇烈的運動，有時反而會傷害到身體。各種運動最好接受專門的教練指導，再開始練習較安全。瑜伽、眞向法、太極拳、氣功等有助於提升精神層次的運動，對精神安定極有幫助。

在運動當中，與游泳同樣值得推廣的是步行。如果膝蓋、腳腕沒有特殊的問題，以一定的速度跨步前行遠比踏步而走較具效果。儘量選擇在空氣清新的地方，穿著適合雙腳的鞋子，挺直背肌跨步大走。由於它能促進新陳代謝活潑，強化下肢的肌肉並促進血液循環，因而也能改善心臟的機能。步行也會對腦部造成刺激，除了可預防老化之外，似乎也能帶來精神上的爽快與解放感。最好在天氣良好的日子，每天步走固定的時間與距離。但是，當身體狀況不佳而勉強自己步行，這種強迫自己非得實行的心態反而會造成壓力，結果適得其反，應該隨著當天的身體狀況與心情，偶而走較長的路，有時走較短的行程，甚至休息一天也無妨。邀志同道合的朋友一起步行，或可以改變行程、順道去看花、鳥等，在步行之外也能顧及一箭雙鵰的樂趣，必可使步行運動具有持久性。

當然，無庸贅言的是，最好是獲得主治醫師的應允之後較安全。

## □擁有生存意義則無煩憂

興趣豐富的人，通常爲此而感到具有生存的意義。但是，有些人或有些興趣，在做的時候雖然有趣，一旦有趣的時光一過，可能會感到寂寞不已。找出眞正的生存意義，不僅使更年期以後的人生具有意義，也可因此而平安度過更年期障礙。爲此，不論是興趣或任何事物，應主動訂定計劃，也能照料他人，以積極進取的態度面對一切是非常重要的。如此一來，應可獲得超越興趣的滿足感。

同時，如果自己的所作所爲並不只爲個人的喜悅，若能令家人或周遭者也感到心喜，相信一定是相當具有成就感的生活規劃。做義工活動或爲家人準備料理，甚至出外打零工都可能成爲具有意義的生活。覺得生活有意義的人，不僅獲得心靈的滿足感，時間的安排也變得充實，因此，即使出現更年期障礙，通常不引以爲意而平安度過。因爲，爲某件事全心全意投入時，甚至可以忘記令人不快的苦痛。

## □早期做適當的治療

認定更年期必會出現某些障礙，不論身上出現任何症狀也置之不理，這種做法不見得安全。因爲，即使和更年期的症狀類似，有時可能是某種重大疾病的發端。覺得身體狀況異於往常，或感到有些難過時，應接受專門醫師的診察。即使沒有令人危懼的症狀，到了更年期這種年齡，出現成人病的症狀也不爲奇。最好一年接受一～兩次的定期檢查。若覺得有可疑的症狀，更應接受定期檢查。

檢查的結果若沒有任何不良的地方，那是最好不過的事。若出現更年期障礙，則思考如何使症狀緩和的方法。有關緩和更年期障礙的方法，請參考第六章。萬一發現身患重大疾病，若是早期發現則有因應的治療方法，因此，無論如何應儘早接受診察，儘快訂定適切的方針，積極接受治療是最佳的因應之道。

# 第 3 章

# 更年期較常出現的各種症狀

## 各種不定愁訴及其對策

### 臉面紅脹（發熱、充血）

更年期間，有多數人曾體驗過突發性的臉面紅脹。這和站在舞台上的「緊張」狀態有些類似。但是，與其不同的是，在自己並不感到任何情緒上的緊張時，也會發生這種狀態。這乃是其特徵。調查更年期障礙的這種症狀時，發現經常位於排行榜前十名以內，是非常普遍的愁訴症狀。

更年期間自律神經容易失調，這乃是因此而引起的症狀之一。不過，也是持續非常長的症狀。因應的對策是，不必過度在意。以坦然的態度面對它時，反而不會持續太久，自然就回復。一般而言，當身體疲勞時、生活不規則時、過度飲酒、抽煙、多量飲用含有大量咖啡因的飲料時，較容易出現這種症狀。

因此，日常生活中千萬不要無理強求，也應注意不可累積壓力。不過，有時光憑個人的養生之道，也無法使症狀好轉。碰到這樣的情況，可以找心理醫師洽談或使用漢方、神經安定劑、荷爾蒙等藥物療法。有關荷爾蒙補充療法，請參照第六章。

## 發汗（冒汗）

發汗多半和發熱同時產生，不過，有些人並沒有明顯的發熱症狀，卻不停地冒汗。這和嚇著時所出現的冒冷汗等，與精神狀態毫無關係，也不見得是因屋內過熱，受到室溫影響的結果。同時，並非更年期之前即有冒汗體質者常見這等症狀，而是到了這個年齡後，突然汗水直流。因此，有時會被同處一室的丈夫或職場的同事覺得奇怪，這一點又造成當事者的壓力，結果陷入惡性循環中。另外，出汗後會覺得冷，因此，冬天就寢後若被突如其來的冒汗襲擊，深夜必須換好幾次睡衣，甚至有人因此而感冒不斷。

這也是和發熱同樣地，是更年期中常見的症狀之一，總有一天症狀會消除。不過，壓力太大時，會比平常更頻繁發生，較難以回復原狀，因此，想辦法適切地發洩壓力是非常重要的。最適合轉換心情的是運動，在不過累的程度下步走、游泳、做瑜伽、打太極拳等，都能使身心舒爽流下令人痛快的汗水。運動完後洗三溫暖或沖浴，更能使身心覺得清爽。

在運動以外的場所流汗時，如果無法立即沖浴，應在內衣做好防汗準備，穿著吸收力強的防汗內衣，或一改平常的濃妝豔抹，避免冒汗後的亂妝。此外，也必須留意汗水的臭味，適切地使用清香花露水或香水以避免給他人帶來不快。另外，利用空調或電風扇、除濕機等，讓房間的溫、濕度隨時配合自己的身體狀態，做好保持快適環境的功夫，也能使人感到心曠神怡。

而發汗也和發熱同樣地，可利用藥物療法。如果一直難以抑止發汗，或經常冒汗而感到不舒服時，嘗試漢方或荷爾蒙療法也是方法之一。

寒冷（畏冷症）

日本的氣候富有四季不同的變化，乃是孕育詩詞的土壤，不過，對於無法順應暑熱、寒冷、多濕、乾燥等變化的人而言，這種風土也許是造成苦痛的原因。尤其是像最近的都會，異於往常自然環境的水泥牆內的生活，對身體的衡常規律帶來不利的影響，也使自律神經常失去平衡。隨著暖氣、冷氣的普及，生體順應天候的寒、暑的適應能力也隨之減低，只要稍有變化，可能全身的狀況也因而失調。

畏冷也是自律神經失調的症狀之一，是更年期間常見的苦訴症候。年輕時期從無畏冷徵兆的人，到了這段時期，也會因手足或腰部等身體某部份異常畏冷而傷透腦筋。甚至有人泡在浴缸內也無法暖和，因此，難以入睡，有時捱到清晨仍然雙腳冰冷，根本無法睡得著。

而有些人不僅是冬天，就連夏天也是雙腳冰冷，因而無法脫離穿襪子的生活。改善的方法並非覆蓋身體表面，而是促進血液循環，因此，應試著做適當的運動。至於運動的方法，應配合各自的體力，慢跑、散步或舒身體操、瑜伽等，只要覺得適當都無妨。而一般人認爲對畏冷可能帶來不良影響的游泳，其實對畏冷症也有療效。

入浴時，可使用具有暖化效果的入浴劑，讓全身慢慢浸泡在比較溫和的洗澡水內，使身體內側也充分地暖和，遠本短時間浸泡在較熱的洗澡水內，可使神經得到適度的休養。無法利用日常生活上的調適而改善時，可利用漢方或維他命E劑、荷爾蒙療法，這些都是有效的治療法。

此外，有時會因貧血而感到畏冷，因此，應接受抽血檢查，如果發現患有貧血，就應找出造成貧血的原因。是否有子宮肌腫或胃、腸、膀胱等方面的出血？確實做好各項檢查而確認沒有任何隱藏的重大疾病時，再做適切的治療。不僅改善飲食生活，也要治療貧血。

## 肩膀硬化

肩膀硬化是經常佔居女性不定愁訴上位的症狀，而在更年期特別多。肩膀硬化的原因不一而足，可能是因從事不習慣的作業，而使用平常少動的手、手腕、肩膀等部位，或長時間以蹲立的姿勢做工作。也可能過度聚精會神或耗費神經、眼鏡度數不合、心臟或胃及肺、乳房患有疾病時。也可能是因自律神經失調而引起。

在整型外科的疾病中，常見頸椎的異常或五十肩。總而言之，肩膀硬化乃是肩肌肉產生循環障礙，無法充分供給氧氣或必要的營養，造成老廢物鬱積的狀態而產生。因此，若能促進血液循環，緩解肌肉緊張，肩膀硬化的自覺症狀也會減輕。而適度的運動、沐浴、施鍼、灸或按摩都具有效果，有時也能利用貼藥膏、內服藥物來治療。

最簡單的運動是，如圖示的旋轉頸項、上下擺動肩膀、繞轉肩膀（從前到後、從後到前）、雙手甩高至耳後再甩下的動作等，這些運動可在室內進行。若在戶外，建議您做慢跑、收音機體操等全身運動。

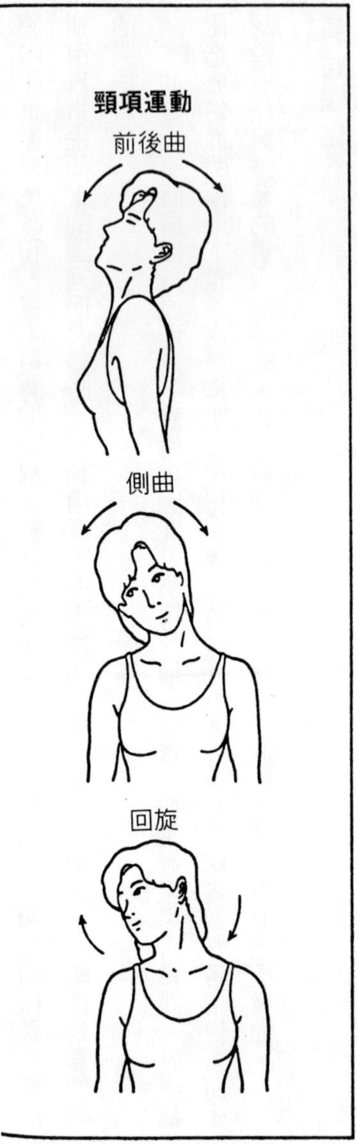

有效治療肩膀僵硬的簡單體操

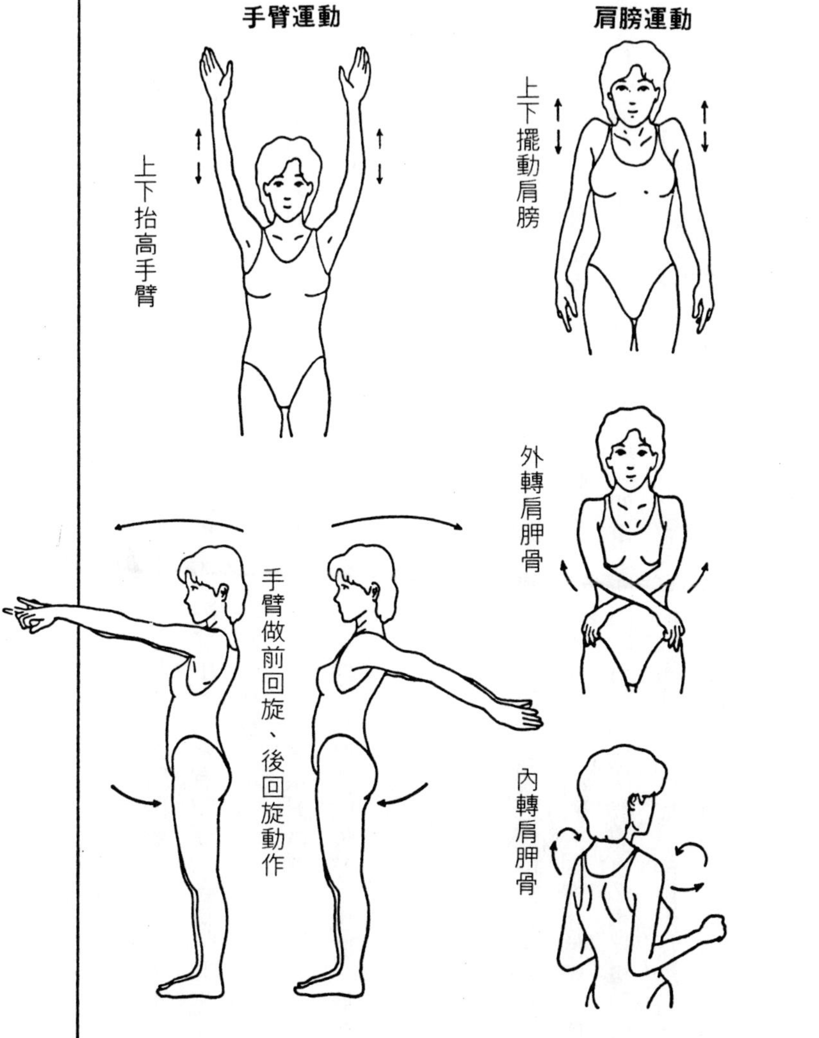

## 頭痛

生理順暢的期間，有因頭痛而煩惱的女性爲數不少。但有許多人因停經後，竟然不再有頭痛的煩惱而覺得欣悅不已。不過，其中有人在更年期的途中，仍然有頭痛的苦惱，甚至有一段時間情況更爲嚴重。但多半會自漸轉好，因此，不必過度在意。

而頭痛的原因有各種情況，諸如因血管擴張而產生的偏頭痛。眼或耳或齒出現異常而引起肌緊張，結果造成頭痛，也有腦腫瘍或炎症等重大的疾病而出現頭痛的症狀，因此，應對之策也各不相同。

如果突然產生劇烈頭痛，或保持安靜後也持續不退的頭痛，一定出現異於往常的頭痛，建議您必須接受專門醫師檢查。

如果原因是失眠、過勞或壓力造成，首先應讓身體休息，悠閒地浸泡在微溫的洗澡水內消除疲勞。因工作而酷使眼力的人，應讓眼睛休息。而經常使用耳機的人，因停止使用，或調整眼鏡的正確度數等，確實做好因應對策。如果這些因應對策仍無法奏效，必須找專科醫師診斷。即使並沒有腦腫瘍等重大疾病，也没有發現其他的疾病，頭痛症狀卻依然持續時，針療法可能有明顯效果。難纏的頭痛症狀中，有些是因精神上的痛苦而引起。這種情況必須接受精神科或神經科醫師的檢查。

## 動悸

感到吃驚、興奮、突然不安時，或快跑、衝上樓梯時，抑或喝酒過多時，產生動悸乃是正常現象並非異常。因爲，這是自律神經的作用，心臟這個幫浦比平常更劇烈抽動的緣故。但是，更年期間所出現的動悸，和這類情況不同，常突如其來發生，而原因多半難以說明。

回想動悸所發生的前因後果，似乎通常和睡眠不足、疲勞過度、睡前吃過多、家人不在等內心某處隱藏著某些不安的條件重疊的狀態居多。患有貧血或肥胖的人，平常少做運動或獨處會感到不安的人，都應特別注意。除了動悸之外，還出現更年期的其他症狀，如目眩、臉面紅脹、頭痛、肩膀酸疼等多樣情況時，最好接受健康檢查之後，爲避免擔憂再有這類症狀發生，最好接受自律訓練法。

除此之外，平常做不造成過度疲勞的輕度而愉快的運動，也要顧慮使心情變得開朗的心情轉換法。除了動悸之外，若也出現心脈不整的現象，必須接受精細檢查。

## 目眩

這也是更年期不定愁訴排行榜上的症狀。站起來的瞬間、想要轉身的剎那時，覺得搖搖擺擺無法穩住身體的重心，不得不抓住扶持物或蹲下身來。目眩的情況有各種不同的樣態，有些人覺得身體搖擺不定，或瞬間眼前一片暗黑、彷彿血液從腦部撤離的感覺等等。碰到這類情況，保持原地不動暫且休息，若能側倘臥下而慢慢地躺臥休息，多半不久即能平撫，若是這類輕度的症狀，倒不必過度擔心。

不過，目眩當中有些可能因內耳的疾患、中樞神經系的疾患或循環器障礙所出現的症狀，如果頻繁產生，建議您應接受診察。

接受目眩的診察時，首先應到耳鼻科的目眩門診處就診。如果像心因性的目眩，可能需要接受精神科或神經科的診察時，可請耳鼻科代爲介紹。

如果是更年期間常見的極爲短暫且一晃即過的目眩，只要保持日常生活的正常，避免失眠、過勞，也注意飲食生活的均衡，並做適度的運動，多半症狀會轉好。

## 失眠

更年期間的失眠，多半是情緒不穩定、不安感、憂鬱等精神狀態所引起。有失眠苦惱的人，通常是以爲呼呼大睡，其實整夜睡不著覺而煩惱的人。也有人的苦訴是很難入睡，或睡得淺半夜醒來數次、一大清早就醒來等等。同時，對於不能入睡感到極度的痛苦。其誘因可能是家庭內的糾紛、寂寞、飲用含有咖啡因的飲料、運動不足等。再加上更年期常見的自律神經失調更會助長其嚴重性。平常因工作繁忙且站著勞動時，一旦躺臥在床上，立即呼呼大睡，但是，精神上的過勞，反而使人處於異常興奮狀態，覺得累卻睡不著覺。因此，日常生活中應保持某個程度的工作量，利用轉換心情的輕度運動給身體舒適的疲勞，避免過食，取得均衡的飲食習慣，悠哉地泡個溫熱的澡，讓雙腳充分地暖和，直到最想睡的時候再躺臥床上，通常可以獲得舒適的睡眠，如果錯失昏昏欲睡的時機，就難以入眠了。

而自己想盡辦法努力也無法突破糾纏不休的失眠之苦時，可能需要卵胞荷爾蒙劑或精神安定劑、睡眠藥等。請找專科醫師商量。

## 便秘、下痢

控制胃、腸機能的自律神經也多半在更年期陷入失調，年輕時多半活絡的胃、腸機能開始出現異常，或反覆下痢、便秘的情況。這時最重要的並非依賴藥物，而是利用日常生活的改善紓解最大原因的自律神經過緊張狀態。

一日攝取三回均衡的飲食，或因應實際的狀況而增加爲四回也無妨。不過，千萬注意不可暴食，設定用餐時間，擁有充裕時間並享受飲食。上廁所的時間也不可匆匆忙忙，每天規定一個充裕的時間，同時也注意適度的運動。留意不要累積精神壓力，過著快樂的生活。控制不要進食明知與自己身體不合的食物，並極力避免下痢。

依上述方式改善日常生活方式，仍然出現下痢、便秘時，可能需要請醫生開立控制自律神經的藥物。同時，情況一直無法改善時，請接受大腸精密檢查。因為，其中可能隱藏著利用下痢、便秘病狀的大腸癌。

## 頻尿與尿失禁

更年期間，不僅是胃腸機能，泌尿器系亦常有麻煩。其中最常見的是，頻尿或尿失禁等苦訴。

除了頻尿還伴有殘尿感、排尿疼痛時，可能是膀胱或尿道發炎，但更年期所常見的是，尿液檢查只有潛血反應是陽性，其他檢查則無異常的情況。可能想到的原因是，卵胞荷爾蒙分泌減低所引起的黏膜充血。卵胞荷爾蒙療法具有卓效，和漢方或精神安定劑也可減輕症狀。有時因子宮肌腫或卵巢腫瘍的壓迫狀態，而出現頻尿的症狀。夜間不停上廁所的情況，最好檢查骨盤內是否出現腫瘤。順便做子宮癌檢查可謂一舉兩得。

尿失禁是令人恥於說出的症狀，多數人既不敢明白告訴丈夫，也不詢醫就診，因此，為此煩惱者意外地多。相信有不少產後曾有一段時期出現尿失禁，但隨後漸漸好轉的人。但到了更年期之後，似乎很容易舊疾復發。當腹壓急速上升時，如打噴嚏或咳嗽時、哈哈大笑時、跳繩或做運動的過程改變體位造成腹壓時，很容易引起尿失禁，而經產婦比未產婦較常出現這種症狀。除此之外，有些人把手伸入冷水內、想到上廁所就無法忍耐而失禁。相反地，

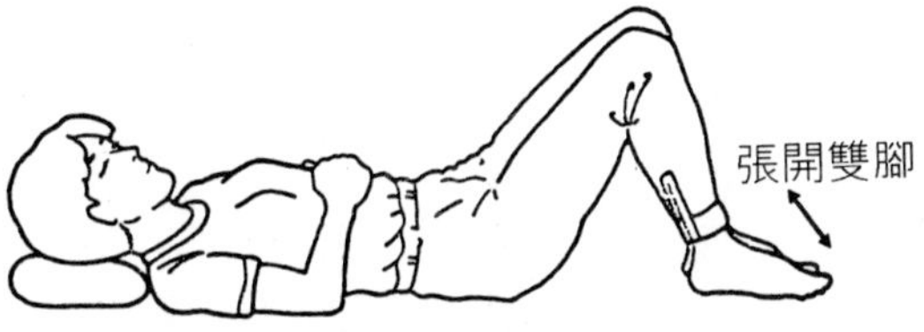


●仰臥在地，雙腳打開與肩同寬，保持立膝的姿勢，以朝體內緊縮尿道出口、肛門、膣的感覺做收縮。

緊縮後暫且保持該狀態。反覆數次這個動作。

★在月台等候電車的時間或站立的姿勢，都可以做練習。應積極地把此運動帶進生活中。

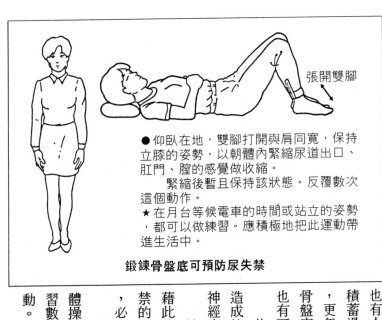

**鍛鍊骨盤底可預防尿失禁**

也有人想排尿卻排不出來，出現尿閉現象，造成積蓄過多的尿溢出體外。在各種尿失禁的型態中，更年期以後常見的是腹壓性的失禁，其原因是骨盤底的肌肉鬆弛或括約肌的機能不全，而其中也有可能是膣前壁的下垂或膀胱虛脫的情況。

此外，還有少數因過度精神緊張或腦疾患等造成的切迫性尿失禁，或子宮頸癌手術後因骨盤神經麻痺引起的尿失禁。

最近市面上也出售尿失禁專用的護墊，可以藉此瞭解一日更換的次數及失禁的尿量。如果失禁的尿量少且能忍耐的程度倒無妨，若令人不快，必須儘早就醫。

至於最常見的腹壓性尿失禁，可利用和產後體操相同的收縮骨盤底肌肉的運動。只要一天練習數次同時緊縮尿道的出口和膣、肛門的緊縮運動。這個運動不論是臥姿、立姿或坐在椅子上或便器上的姿勢，都能實行，每天持續數回較具效果。無法掌握這種緊縮感時，試著在廁所排尿時，中途忍住尿意即可明白其間的要領。即使剛開始難以抓到竅門，習慣之後應掌握途中停止、排尿的控制方法。這個運動還有提高臀部的效果，也有助於性生活的美滿。

如果無法利用此法使症狀好轉，可在泌尿器科動手術治療尿失禁，請找專門醫師商量。同時，藥物療法對切迫性尿失禁也有效果。這也能從泌尿器科取得處方，千萬不要恥於告知病情，應盡早向醫師洽談。

不要因爲上了年紀失禁是不得已的事情而逕自忍耐，以積極的態度尋求因應之策，即可享受運動或旅行的樂趣。提高生活品質，乃是今後更年期生活中最中要的一件事。

## 不可輕視令人懷疑的症狀

不正常出血

所謂不正常出血，是指規則性的子宮内膜出血以外的性器出血的總稱。

產生出血的部位，不一定像月經是從子宮内膜而來，可能是在子宮入口的子宮腟部或腟壁、外性器。原因可能是發炎、茸腫、糜爛、外傷、荷爾蒙缺乏、流產、機能性、或因癌造成的出血等各種疾病。更年期間常見的子宮出血，是因卵巢機能減弱而引起的機能性出血，不過，應先確認是否是流產或癌症造成的出血。

如果從離更年期尚早的三十年代後半，開始出現月經週期的混亂，有時令人搞不清到底是月經或不正常出血。如果平時測量基礎體溫，即能清楚掌握月經及其他不正常出血的差別，但沒有測量體溫的人，只要平時製作月經表，也大致能掌握狀況。異於平常的月經而有較多或較少的量，或持續出血、斷斷續續、月經完後不久又出血、排出硬塊、出血之外又有異於往常的下腹痛、性行爲後的出血、異於平常月經的出血等情況，建議您接受診察。

有些人以爲更年期出現不正常的月經週期乃是理所當然，因而即使月經遲緩也不引以爲意。但是，其中也有可能是懷孕所造成，若不留意而置之不理，結果有不正常出血時，以爲乃是月經遲來造成，結果出血量一再增加，覺得可疑才到醫院檢查，最後才發現原來是流產的徵兆，像這類例子也不在少數。

請各位務必記住，月經週期變得不順的四十年代，遠比三十年代者常有避孕的失敗的情況。諸如這類問題，只要測量基礎體溫，即能早期下判斷。

### 子宮癌

雖然爲數不多，卻是令人擔憂的疾病之一。

根據長在子宮內的癌所發生的部位，可分成兩種類型。其一是發生在子宮入口頸部的子宮頸癌，其二是從子宮體的內膜發生的子宮體癌。距今約二十多年前，在日本以子宮癌居壓倒性多數，而最近體癌有激增的傾向。

## □子宮頸癌

子宮頸癌和性生活有密切的關係已是衆所周知的事實，據說較常發生在早婚、多孕、多產等性生活豐富的女性身上。同時，性生活伴侶如果擁有與複數女性發生性行爲時，染患子宮頸癌的機率也較高。這也和隨性生活而引起的濾過性病毒、荷爾培斯Ⅱ型濾過性病毒或希特葩畢羅馬濾過性病毒等感染症有密切關連，而維他命A的不足或抽煙，也是造成子宮頸癌的危險因素。

以年齡層而言，和子宮體癌相較，年輕年層較常見子宮頸癌，而更年期的年紀可說是染患子宮頸癌的年齡。以往認爲子宮頸癌的初期症狀，乃是性行爲後的接觸流血或不正常出血，而像最近檢診普及之後，也能多數掌握毫無症狀的子宮頸癌及早期癌。相反地，因不正常出血而接受診療時，發現多半不是癌，通常是如前項不正常出血所談及的，癌症以外的疾病居多。但是，其中也有不少是因不正常出血而發現癌。總而言之，必須反覆接受檢診，確認是因癌症而出血，或是其他以外的疾病所造成。

目前各都市鄉鎮農村，已實施三十歲以上的女性子宮癌檢診制度。各地方實施的期間不同，一年有一次到兩次的差異，不過，如果全體對象都能接受這項檢查，應該没有人因子宮頸癌而喪命。雖然，目前所談的似乎和更年期有些偏離，不過，二十年代的子宮頸癌也偶而可見，因此，年輕的性體驗者，即使是二十年代的人，最好能接受檢診。問題是如何提高受診率。雖然接受内診的不快感不難瞭解，但它卻不足與生命替代。各位不妨斷然地接受檢診吧。

## □子宮體癌

以往認爲，子宮體癌以白人女性居多，東方女性較少。但是，隨著分娩次數減少，生活模式與飲食生活的變化，最近在日本的子宮體癌人口越來越多，有些地方的子宮癌人口中，子宮體癌甚至佔居二〇%乃至三〇%。與子宮頸癌比較，子宮體癌以高齡女性、停經後女性常見。同時，以分娩次數少、不孕或高齡初產的人、糖尿病或高血壓、身材肥胖的女性居多。而最近的日本女性患有此種傾向的人越來越多，也許子宮體癌因而增多也是理所當然。

令人傷腦筋的是，停經後的女性多半以爲從此不需再走婦女科，就診率隨著年齡的增高而下降。停經後的女性永遠是女性，在有生之年必須接受子宮癌檢診。因爲，拯救自己的生命唯有自己。進行中的癌即使勞煩醫界大師操刀動手術，也爲時晚矣。唯有從毫無症狀之時反覆做檢診，才是拯救生命的第一關鍵。

在地方公共團體所進行的檢診，一般只做子宮頸癌的檢查。有些地方還有限制，不過，根據老人保健法，五十歲以上的人可接受一年一次的子宮體癌檢診。子宮體癌的檢查和簡易的子宮頸癌檢查不同，必須採取部份子宮內膜的細胞或組織做檢查，不僅有些疼痛，費用也稍高。事先瞭解所接受檢查的內容爲何後，屬於高危險群的女士們，最好能申請接受子宮體癌的檢診。

## 子宮肌瘤

子宮肌瘤是從子宮肌層所產生的良性腫瘍。據說成年女性每五人即有一人患有肌瘤，可見患者數之多。有些情況是剛開始幾乎毫無症狀，而在當事者不知不覺中慢慢變大。而有不少的情況是做子宮癌健診時，碰巧發現子宮肌瘤。子宮肌瘤變大時，每月的月經排血量會增多，也出現貧血現象，因而也會被懷疑是否是肌瘤所致。肌瘤若朝子宮內腔發育而形成黏膜下肌瘤，出血量更多，月經難以停止，造成極度貧血的情況也時有所見。如果位於膣腔內的肌瘤呈茸腫狀突起發育時，會發現有更多量的出血，有時必須做緊急手術。

除了這種情況之外，一般的子宮肌瘤是良性腫瘍，幾乎不必立即動手術。同時，月經完畢後，肌瘤一般會停止發育，且有縮小的傾向，因此，根據發現肌腫的年齡，有時不必動手術，靜觀其經過也無妨。

只有子宮肌瘤幾乎不會有生命的危險，但是，肌瘤可能併發子宮體癌或子宮頸癌。子宮

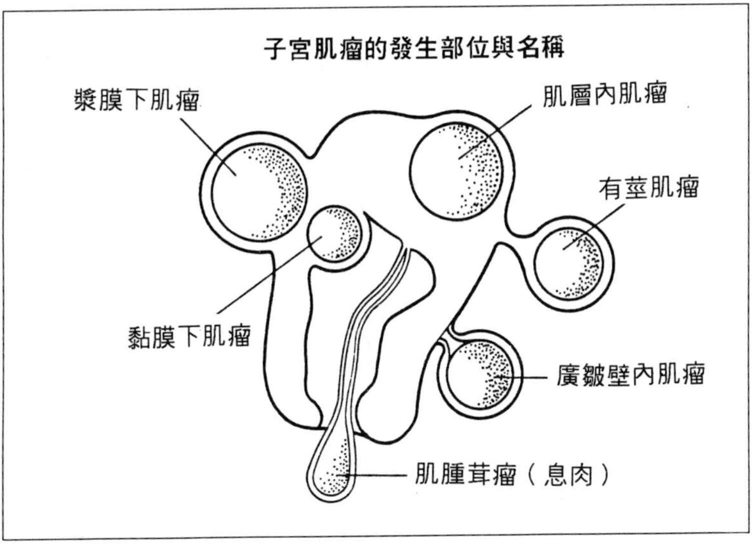


肌瘤與子宮體癌的病發，遠比毫無肌瘤卻染患子宮體癌者爲多，因此，應該勤快接受癌檢查，千萬注意避免有爲時晚矣的悔恨。

## 子宮內膜症

和肌瘤同樣地，因子宮腫大而引起月經痛等疾病的是子宮內膜症。這是和子宮內膜完全相同的組織，在不可能形成的部位，如子宮的肌層或卵巢中、腹膜表面上增殖的疾病。若發生在子宮肌層，稱爲內性子宮內膜症。子宮會變大、月經過多、月經痛加劇等。如果發生在卵巢或腹膜的表面，稱爲外性子宮內膜症。這時月經痛也會加劇，而卵巢的腫脹隨著月經的來襲會變大，其中會變成充滿老舊月經血的巧克力囊胞，有時可從超音波斷層掃描診斷出來。而這個囊胞有時會破裂，造成必須緊急動手術的嚴重事態。另外，不僅是月經痛，還伴有性交痛，或因腹腔內的癒著而造成不孕。

子宮內膜症常與子宮肌瘤併發，如果是月經痛非常強烈的子宮肌瘤，必須懷疑是否併發內膜症。和肌瘤同樣地，內膜症也是在月經期間進行的疾病。因此，以當事者而言是相當難過的疾病，不過，和癌症不同，倒不至於危害生命，因此，在停經之前若能想辦法硬撐捱過，此後的症狀會慢慢地減輕，問題也會漸漸消失。而其間的治療法，首要是荷爾蒙療法。

若無月經症狀也不會惡化，因此，所進行的是停止月經的治療。方法之一是僞妊娠療法。這是利用避孕藥使身體處於和妊娠期間相同的荷爾蒙狀態，藉此改善症狀的方法。其二是僞停經療法。這是使用荷爾蒙讓身體處於和停經期同樣的狀態，藉此停止月經的方法。這兩種療法若無副作用，可長期服用荷爾蒙劑。若能因此法而改善症狀，迎接眞正的停經期倒無妨，如果無法改善且惡化時，必須動手術。有時手術之後還要追加荷爾蒙療法。

與子宮內膜症的診斷名稱類似的有子宮內膜炎。此疾病和內膜症不同，是子宮內膜的發炎，亦即感染症。當出現分泌物增加、下腹痛、發熱、不正常出血等症狀時，可能染患子宮內膜炎，調查造成原因的細菌之後，利用抗生物質做治療。

茸腫（息肉）

除了不正常出血之外，也可能因分泌物的增加、性交時的接觸出血而發現，不過，也有人因沒有任何症狀，卻在癌症檢診之際發現。如果黏膜是從子宮入口呈舌頭狀突起的黏膜茸腫，大部份可在門診時動小手術割除，不過，如果是粘膜下的肌瘤呈茸腫狀突出的肌瘤茸腫，情況嚴重時必須住院。而任何一種情況都屬良性，並不需過度擔憂，只是，茸腫太大時出血量也增多，可能也要做貧血治療。

## 下腹部痛

根據腹部疼動的部位，而有不同的疾病，以女性而言，下腹部疼痛時，可能是腸或尿管、膀胱等和男性相同的疾病，此外還必須考慮是否是女性特有的子宮及其附屬的卵巢、卵管等的疾病，抑或因這些疾病造成的骨盤腹膜的發炎。

女性特有的下腹部痛，可分爲發熱與不發熱的情況。有發熱情況時必須顧慮是否有其他感染症。至於疼痛的方式也各不相同。可能是劇烈腹痛突然來襲的卵巢頸捻轉或破裂、強烈疼痛反覆來襲的子宮外孕之類的疾病、痛苦難忍的疼痛持續不斷的卵管炎症或腹膜炎、輕度陣痛一再反覆的流產等等。同時，除了下腹部痛之外，可能也有分泌物或不正常出血的症狀，根據這些組合而懷疑各種疾病。

在劇烈的疼痛中，也有月經期間出現的月經困難症。但是，以爲是月經卻是不正常出血，結果是子宮外孕，這類情況時有所見，因此，當事者的苦訴乃是診斷的參考，不過，未做正確的診斷，必須確實地診察。利用内診或超音波斷層掃描、包含CT的X光攝影等做確認。另外，妊娠反應或腫瘍馬克等也是有益的補助診斷法。

子宮肌瘤或内膜症、卵巢的疾病及卵管疾病，乃至骨盤腹膜疾病等，和有關妊娠的疾病同樣地都是診斷的對象。其中也有必須做緊急手術的疾病，因此，碰到劇烈的疼痛時，即使是夜間也應刻不容緩地立即接受診察。

## 膣 炎

膣内是處於隨時有乳白色分泌物的潮濕狀態。這個分泌物具有緩和性交之際的刺激，保護性器避免細菌入侵的自淨作用等機能。這個分泌物具有強烈的酸性度，因此，可預防細菌侵入，具有使精子死亡的殺傷力。但是，它是受性荷爾蒙機能所控制，因此，到了更年期卵巢機能減弱，卵胞荷爾蒙分泌減少時，膣内會變乾燥而失去防禦力，較難以殺死細菌，而容易引發膣炎。停經後，由於卵胞荷爾蒙分泌量減低，膣壁開始萎縮，且變得細薄容易受傷，加上分泌物的減少，常見性交之際的疼痛（老人性膣炎）。

萎縮性的膣炎症狀有，搔癢感、疼痛、分泌物增加或伴有出血，而因性交時的疼痛常有拒絕性生活的情況，早期治療及獲得丈夫正確瞭解妻子狀態的諒解是非常重要的。

### □毛滴蟲膣炎

這是因毛滴蟲原蟲的病源體所引起的膣內炎症。毛滴蟲也會在膀胱或尿道寄生，在男性的尿道或精液中也可發現它的蹤影。主要是由性交而感染。而這種病源體之所以容易繁殖，乃是膣部自淨作用減低的懷孕期間或患有糖尿病之類的疾病時，或處於萎縮性膣炎的狀態。因此，除了必須做針對病源體的治療之外，可利用荷爾蒙療法改善症狀。

症狀是有深黃色乃至摻有血液的分泌物，有時還出現氣泡狀。因分泌物而覺得外陰部受到刺激變紅、搔癢感、發熱時，必須同時進行膣炎與外陰的治療。最好是夫婦同行，不論男女都有抗毛滴蟲劑的內服藥，女性還可使用膣座藥，外陰部則使用軟膏。為預防復發，千萬不可途中放棄治療。

### □坎吉它膣炎

有多數女性曾經驗的疾病之一，遠比毛滴蟲膣炎來得多。所謂坎吉它（Candidadisease）是黴菌的一種，到處可以生存，是相當普遍的病源體。不僅能寄存在食物、空氣中，也廣泛分佈於皮膚、口腔、消化管、膣等。也是感染或過敏的原因。因此，不一定是從性伴侶身上感染，多半是身體抵抗力較弱時即有發病的可能。

糖尿病患或妊娠中人，因其他疾病連續使用抗生物質或副腎皮質荷爾蒙劑時，坎吉它菌會取代病源性的細菌而增加，而缺乏維它命$B_2$時，也會因皮膚的抗力減弱而產生坎吉它膣炎。

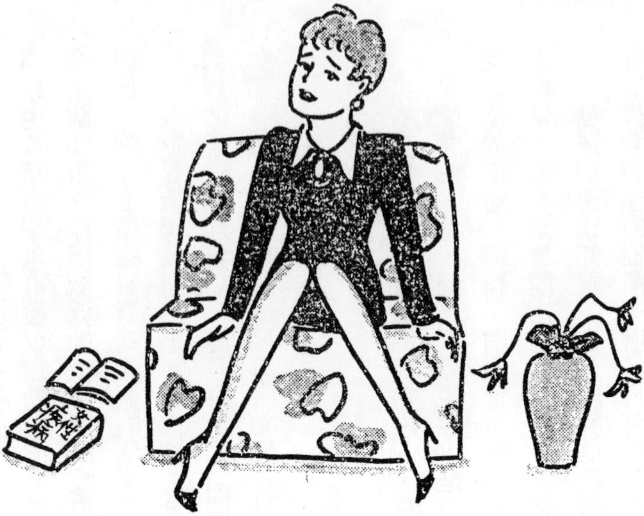

症狀是，淡黃白色的Cream狀或乳酪狀的分泌物增多，膣及外陰物有強烈的搔癢、變紅。可用抗眞菌劑的座藥插入膣內，或在外陰部塗抹軟膏做治療。

## 月經異常與月經痛

月經異常除了有月經的血量、日數的異常外，還有週期的混亂。更年期之前原本順暢的月經週期，到了更年期間，必會發覺有異於往常的狀態。這個時期不僅有週期上的變化，月經的量、持續日數等也有極大的不同。只要記錄月經的狀況，必能更清楚明瞭其轉換的過程。瞭解這段期間自己身體變化的最好方法，乃是測量有一段時間不再持續的基礎體溫表。即使不必採血一一調查血液中的荷爾蒙變動，只要持續記錄基礎體溫表，即可明確地掌握。

當週期變短時，可能排卵時間提早，或黃體期間縮短，甚至可能是無排卵月經。而週期變得較長時，則有排卵之前較長的散發排卵及無排卵的情況。

總而言之，這些變化是因卵巢的老化，因此，從體溫表即可大致揣測自己已經進入更年期的開端，或不久將會停經等等。如果只是週期的混亂，並沒有其他自覺症狀，可靜觀其變，但若有無法說明的出血或不定期的出血，當然應該接受癌檢診。另外，更年期間子宮肌瘤可能會急速變大，因此，當月經血量異常增多時，也必須接受診察。這個時期若能比平常更勤快地接受檢診，如一年二回左右，不論有任何狀況都較為放心吧。

## 乳房的硬塊

有越來越多人在更年期自己發現乳房的硬塊。其中多半是良性硬塊的乳腺炎，硬塊並不等於乳癌，但更年期是較容易發現乳癌的年齡，因而要特別注意。發生在乳腺上的癌稱為乳癌，通常發生於乳房中細小乳管的上支，但有時也會長在乳管的開口部（乳頭），有如濕疹般卻難以治癒的癌，稱為巴傑特病。在最近的日本女性所染患的癌症中，乳癌急速地增加，但其特徵是，可以用自己碰觸而發現乳癌，這一點和子宮癌或卵巢癌不同。

事實上，有多數女性，是用自己的手碰觸而早期發現癌，接受手術後過著健康的日常生活。有些人會讓親人或親膩的朋友觸摸隱藏在乳房內的小硬塊，甚至想法先進且具有勇氣的人，不僅要求自己的女兒，也勸導兒子爲將來的妻子著想而觸摸乳房。

乳癌之所以越來越多的原因，不可忽視深受西化飲食生活的影響。留意避免高脂肪食、肥胖是非常重要的。

屬於容易染患乳癌的高危險群，有母親或姊妹等近親染患乳癌的情況、初潮較早而停經較晚的人、未曾生育的人。三十過後才生育的人。以往認爲容易染患乳癌者，是不餵母乳的女性，但是，最近卻認爲授乳和乳癌並沒有一定的關係。

乳癌的自我檢診方法如一〇六頁所示。最好養成乳癌和子宮癌一併接受檢診的習慣。若要早期發現，重要的是在每月的自我檢診時，能找出已然存在卻還小的硬塊。知道方法之後必須確實實行。用自己的手反覆觸摸乳房，若有異於往常的不同觸感，立即找專科醫師接受檢診。有不少人自覺狀況有異，卻拖延數月遲遲未接受診療，其間的時間是極大的浪費。乳癌乃關係著生命安危，絕對不可以繁忙爲藉口。常見有人以女兒的婚禮或兒子的升學考試爲理由，但無論如何仍要找出自己的時間。甚至有人以不成理由的理由爲理由：若發現患有乳癌令人可怕。希望這些人瞭解的是，置之不理將有更可怕的事情發生。

若能早期發現，雖然無法百分之百保證生命，但以最近的醫學進步，有些情況做部份摘除手術即可，而有些也不見得必須做乳房切割術。明年這個時候，是否仍然活力充沛和家人愉快相處，這個人生歧路的選擇，完全在於妳自己的雙手和決心。

## 其它的疾病

更年期是和身體全體的老化同時進行，可說是各種疾病蓄勢待發的時期。所謂的成人病會在這個時期出現。因此，以爲是更年期常見的不定愁訴，事實上有可能是其他疾病的症狀。所以，一旦走向更年期的入口，利用定期接受成人病檢診以預防疾病，越來越重要了。

### □高血壓

血壓具有隨著年齡逐漸上升的傾向。尤其是自律神經處於不安定狀態的更年期，血壓更容易產生變化。因卵胞荷爾蒙的減低造成血中膽固醇增加，良質膽固醇也減少，再加上家庭內或職場上的人際關係的壓力，造就了容易染患高血壓的環境。在這個時期應特別注意隨時測量血壓，並注意飲食生活習慣，改善生活環境避免睡眠不足、過度疲勞，這些都可避免因高血壓常見的症狀，如頭痛、肩膀硬化、臉面紅脹等恰似更年期的不定愁訴，結果因發現較晚而造成的悔恨。進入更年期的年齡，仍有不少人自認不論在家庭內或職場上，仍然健壯年輕而對自己的能力過信，造成體力及各種方面的無理強求，正因爲如此，正確地理解自身的健康狀態也是非常重要的。

### □動脈硬化

這是動脈壁變硬、失去彈性而變得脆弱的疾病。最近因飲食生活的變化，年輕性動脈硬

## 乳癌的自我檢診法

①乳癌較容易發生的部位。尤其要注意常發部位。

②以極大的範圍做檢診。上自鎖骨的位置、內側穿過胸骨的中心、外側延伸到腋部以下。不僅是乳房的隆起部份，其周邊也要仔細檢診。

③首先，站在鏡前，手臂下垂，注意觀察乳房的大小、形狀、輪廓的曲線等，左右是否有異。仔細看看是否有凹陷處、或乳房扁塌、糜爛。其次，雙手高舉，做同樣的觀察。

④入浴時，讓手掌沾滿肥皂的泡沫，較滑潤而容易檢診。此外的情況，可在手掌上沾爽身粉。用手指的指腹以畫圓的方式撫摸般地檢查。絕對不可用手抓。

⑤另外一種檢查方式是，在指腹上輕輕施力，朝上下、左右挪移。與肋骨平行，從外側朝內側移動。這是自己較容易進行的方法，周詳而仔細地檢查。

⑥以站立或坐姿進行檢查時，舉起動手撫摸的手臂，依④或⑤的方法進行。

⑦以仰臥姿勢檢查時，將被撫摸的乳房一側的手置於頭下，以伸展腋下部份的狀態進行檢查。檢查的方法是④或⑤。

⑧最後用手抓住乳頭，看看是否有分泌物。若有血性的分泌物，要特別注意。

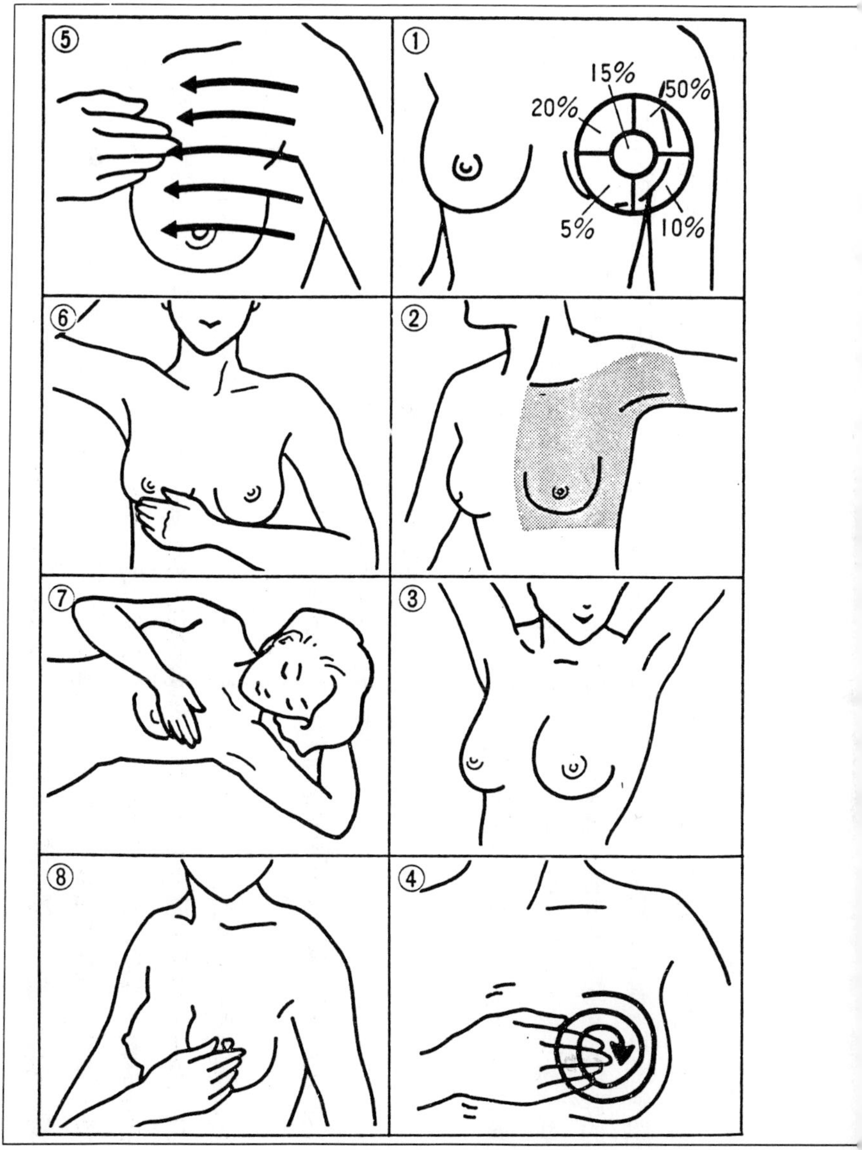
⑤
①
15%
50%
20%
5%
10%
⑥
②
⑦
③
⑧
④

化已漸漸造成問題。當動脈漸漸硬化時，血管會變窄，形成血流不暢，因此，腦、心臟、腎臟等機能也隨之減弱。當腦部產生動脈硬化時，會出現頭痛、目眩、臉面紅脹感、失眠、容易勞累、遺忘、焦躁、易怒等症狀。甚至會出現憂鬱、不安、恐懼感等精神症狀，有時會和更年期的症狀重疊而難以分辨。它是造成危險的腦梗塞或心肌梗塞的原因，因此，千萬不可把所有的症狀當成是更年期使然而置之不理。成人病檢診的重要性，以這個疾病而言已有大聲疾呼的必要。

但是，女性若出現這樣的狀態，其最大的原因乃是卵胞荷爾蒙的不足。因此，從資料顯示，實施荷爾蒙補充療法的女性，因心臟病而死亡的人數較少。

請參考荷爾蒙補充療法（第六章）的說明。

**□糖尿病**

這是胰臟所分泌的胰島素荷爾蒙的作用不足，所產生的代謝異常，如眾所知地它具有遺傳的背景，加上各種環境因素而發病。中年以後發病的類型，和年輕世代所見的糖尿病，型態是不一樣的。一般的胰島素非依存型糖尿病，其八〇%以上在發病前或發病時都有肥胖的問題。而其發病時期是在四十五歲以後，剛好與更年期的時期一致。通常近親者中患有糖尿病者居多，而在發病前已有胰島素分泌不全的狀態。這種類型並非突然發病，而是症狀慢慢地蔓延擴大。

似乎有不少人剛開始並無症狀，卻在檢診中偶然發現。出現症狀時，首先會覺得極度乾渴而頻繁喝茶、喝水或容易疲勞、尿多、體重減輕、視力障礙、神經痛、多食、牙齒脆弱、容易化膿、肥胖、陽萎、月經異常、知覺障礙、搔癢感等各種症狀。隨著病情的進行，體重漸漸減少，血管開始產生病變，並有糖尿病性網膜症、腎症、壞疽、神經系等遍佈全身的障礙，可能陷入相當危險的狀態。

有許多人在專門醫師的指導下，進行飲食療法、運動療法及藥物療法，雖然無法擺脫糖尿病的糾纏，卻能使其症狀穩定不至於惡化，仍然長命百歲。即使沒有自覺症狀，每年接受一次成人病檢診，萬一發現患有糖尿病，確實遵守醫師的指示，反省飲食生活或運動等日常生活的規律性，只要不勉己所難，則不必過度擔憂。

# 停經後常見的煩惱

## 尿道炎、膀胱炎

一般而言，尿道炎是從尿道口分泌出白或黃白色化膿狀的分泌物，排尿時常有疼痛感。可能是因性行為而感染，但也可能是細菌或毛滴蟲所感染，也可能是第四性病的病源菌克拉米吉亞（Chlamydia）所造成。接受診察確定造成原因的病源體爲何後，利用因應有效的抗生物質做治療。但是，停經後因卵胞荷爾蒙的不足而出現尿道發炎時，尿道口會變紅而腫脹，造成排尿時的刺激痛或沐浴時肥皂的刺激疼痛，但有時並沒有發現細菌的寄生。這種情況可利用卵胞荷爾蒙劑的治療（膣坐藥或內服藥）獲得改善。停經後的尿道炎，通常是因卵胞荷爾蒙不足而引起，而非年輕人所見的性行爲感染。

女性常見膀胱炎，它會造成不時想上廁所的頻尿感、排尿痛等，而且，隨時有殘尿感而難以釋懷。和尿道炎同樣地，多半是因細菌感染，或毛滴蟲菌、克拉米吉亞等細菌所造成，利用抗生物質的治療可使症狀好轉。膀胱炎常見於身體抵抗力減弱、疲勞、受涼的狀態，但和前述的尿道炎一樣地，也有不少找不出任何細菌，是因卵胞荷爾蒙不足而引起。碰到這種情況，卵胞荷爾蒙劑的治療仍然較佳於抗生物質，可以使症狀緩和而好轉。此外，自律神經的安定劑或漢藥也具有效果。

## 骨質疏鬆症

停經後全身開始加速老化，但是，因骨骼、軟骨的老化也急速進行，有時會出現各部關節疼痛或腫脹的情況。從年輕時期就有骨骼脆弱傾向的人，或身材特別削瘦的人，可能會有骨折的情況，因此，必須注意避免跌倒的狀況發生。而有些人會有駝背或脊椎呈く字形彎曲

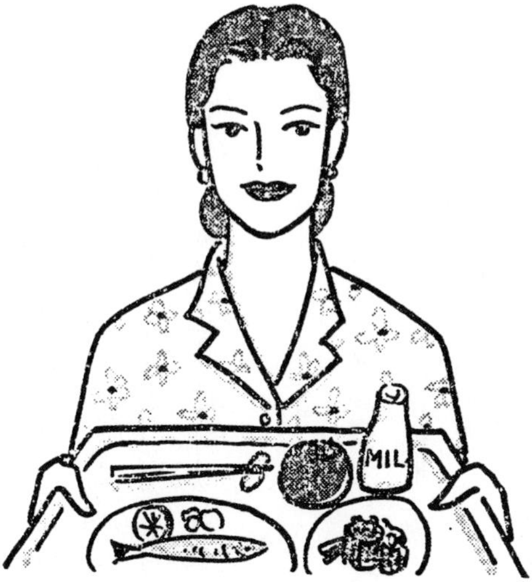


的現象，這也是骨骼老化所致。骨骼或軟骨的老化，是因組織內的蛋白質不足，膠原質纖維變細而脆弱，骨骼中漸漸散失鈣質而引起，而這種現象不論男女會逐年地進行。但是，女性在停經後，因卵胞荷爾蒙分泌的減弱，情況更爲加劇。因此，男性在八十歲過後才發生的骨折，女性通常在較早的年代即已出現。因骨折被迫度過長期的住院生活，結果與社會或家庭隔離，在加上運動不足，有時會因此而加速癡呆狀態的進行。這類情況也時有所見。尤其是較大的骨骼，譬如背骨或大腿骨若發生骨折，這種傾向尤爲強烈。即使是細小的骨骼，如果反覆再三發生骨折，將會造成莫大的麻煩，因此，若顧慮停經後的生活，預防骨質疏鬆症具有極大的意義。而且，骨質疏鬆症變得嚴重之後，停經之時也測量骨量（參照一三七頁）。骨量較低的人，應儘早做骨質疏鬆症的治療。

預防骨質疏鬆症的飲食上的注意點是，適合量攝取蛋白質，而均衡地進食含維他命D或鈣質較多的食品。同時，還要注意避免過度削瘦或肥胖，隨時做適合個人體力的運動，切記飲酒過多、戒煙、適度曬太陽等等。而這些平時的注意之外仍然無法提高骨量的人，可利用荷爾蒙補充療法。這時不僅用卵胞荷爾蒙劑，也要並用黃體荷爾蒙（參照第六章）。

姿勢變壞是因爲隨著骨質疏鬆而引起椎間板的老化所致，也可能出現頸椎、胸椎、腰椎等的變形。一旦產生變型之後，往往難以治療，因此，預防勝於治療。

## 肥胖

肥胖有各種原因，據說最大的原因是過食。事實上，肥胖者比一般人吃得多。尤其常攝取糖質、脂肪、酒類，即使減低主食，似乎也會出現過度食用水果的傾向。肥胖對人體的危害是造成足、腰、心臟的負擔、加速血管老化，也會使染患糖尿病、心臟病、高血壓等成人病的比率增高。雖然一般人非常清楚肥胖之害，但忍不住食慾的人，可能是精神上有某些問題。不過，當事者通常無法察覺其中的原因，或即使瞭解原因也通常無法解決，因此，根本的治療是非常的困難的。不過，暫且不必以大道理來說服自己，想辦法讓食物遠離身邊，藉此化解想要吃的慾望，也能轉換心情。具體的方法是，避免獨自在家，做工作或從事娛樂也好，儘量走到戶外，諸如參加成然才藝班或到學校就學，或和大家一起從事運動等等。

此外，若要滿足對食物的狂戀，盡量選擇美味卻非高熱量的食品，讓自己獲得滿足也是非常重要的。不是刻意不要吃東西，而是選擇吃了也不發胖且美味可口的食品。『想瘦的人儘量吃』的作者鈴木曾子女士，在筆者前著『女性的更年期』中也提及這一點。我覺得頗值得參考，這個構想的根本是，必須確實攝取人體所必要的營養與熱能。因此，絕對不可輕視三餐主食，在料理上可能要花一些功夫，不過，避免攝取肉或魚所含的脂肪，在蔬菜方面以燙過的溫蔬菜取代生冷青菜，並吃小魚或海藻類，注意均衡的飲食。點心方面儘量避免使用油炒的料理法，也要注意水果的攝取過量。

至於減肥藥，通常帶有各種副作用而造成問題，並不值得推薦。在無專家的指導下任意做減肥是非常危險的。無理強求的減食之後，反而會產生反動而變得過食，結果急速地反覆削瘦、肥胖的體態，這對心臟也會帶來不良的影響。同時，急遽削瘦之後也會加速骨質疏鬆症的進行。注意能夠維持與年齡相當的適度體重的飲食生活是非常重要的，但精神上的安定乃是其基礎。心靈獲得滿足可說是身體健康的前提條件。若要度過健康的更年期，應該擁有個人的生存意義，找到自己幸福的生活方式。

## 膣壁下垂和膀胱脫、直腸脫

多數經產婦在停經後常見前膣壁下垂與膀胱脫，甚至也有後膣壁下垂與直腸脫的情況。這乃是骨盤底的肌肉鬆弛，造成膣、膀胱、直腸脫出。

不少人恥於向人告白，長年爲此煩惱不已，也有人因此而無法外出、旅行，無法站立工作，常跑廁所或難以排尿的苦訴。症狀較輕時可將子宮套插入膣內，卵胞荷爾蒙劑也有效果，而骨盤底肌肉訓練也有助於症狀的回復。但是，情況嚴重時，應動手術才能回復快適的日常生活。

大部份的人都以膣式手術進行治療，而不做切腹手術。不要逕自煩惱，應該儘早向婦女科醫師商量。

☆尿失禁也是停經後常見的煩惱，有關這一點請參照九〇頁。

# 第 4 章

# 難以啓齒的性困擾

## 停經與性

有關停經後的女性處於何種性狀態的問題，相關機構做過各式各樣的調查。而調查中發現，幾乎具有比同世代的男性缺乏性方面的興趣、性慾較少的傾向。

根據『没有性無法談老後』的作者大工原秀子女士所言，在一九七三年和一九八五年的兩次調查中，男性渴望性行爲的人從六一%減至四二%，雖然比率減低仍偏居高値，而女性則從十三%減至七%，呈現非常低的數値。

此外，毫無性慾者中，男性是四%（一九七三年）、一四%（一九八五年），而女性則是五三%（一九七三年）、五四%（一九八五年），男女差異極大。附帶一提的是，這項調查的平均年齡是男性七二・三歲（一九七三年）七十一歲（一九八五年），而女性是七十一・五歲（一九七三年）、六九・二歲（一九八五年），兩項調查的對象都是七十歲前後的高齡人士。

男女差異之所以這麼大，原因可能是女性的性腺（卵巢）的老化，比男性的睪丸較急速地進行。但是，原因似乎不僅止於此，也許是因爲社會上的一般觀念或以往夫婦間對性的態度所造成的結果。也可能是認爲享受性生活是一種罪惡的觀念，或一直以來以男性爲主的性行爲的實態，造成女性對性帶有否定性的觀念。

似乎也有女性以往是因妻子的義務而勉強應付，但在停經之後則以此爲逃避的藉口，內心則心悅已可從此解脫枷鎖。相反地，夫妻間彼此能積極談論性的話題，性行爲本身不只是爲了取悅丈夫，而是二人之間的享受，對這樣的伴侶而言，應該還有更年期以後的性。性的實態有極大的個人差異，而更年期之後似乎更明顯地暴露其間的差別。以下爲各位介紹幾個例子，看看實際上有那些狀況。

### □停經不再有性生活後，變得憂鬱的A女士

A女士在五十歲時停經。以爲停經是女性之所以爲女人的句點的A女士夫婦，從此之後不再有性生活。其實彼此並不討厭對方，感情也不錯。也許在某次性交時，體貼的丈夫發現妻子感到疼痛，於是自我克制不再要求妻子履行意務吧。

不再有性生活之後的丈夫，把自由的時間充分地應用在個人的興趣上，星期天也幾乎不在家。雖然俗話常說，丈夫最好是健康而不在家，但是，孤孤零零留在家裡的妻子，卻感到陣陣的不安。因爲，腦海中隨時有「也許……」的擔憂。心裡的不安日益加劇，終於進入憂鬱狀態的妻子，最後在丈夫的陪同下，前來筆者的門診接受更年期的治療。

當我告訴她：停經後並不表示必須終止性生活。只要雙方願意，仍然可依往常的方式享受性趣，至於性交障礙，也有其因應的對策。聽聞此言A女士似乎一掃內心的陰霾，帶著開

朗的笑容回家了。

□對丈夫的需求毫不起勁的B女士

以往從未主動要求的B女士，到了停經前後，據說幾乎毫無想要性生活的慾望。自覺對不起丈夫，也不討厭丈夫卻不知如何是好，因而前來洽談。像這類停經或性生活漸漸淡薄的例子非常多。渴望接受治療時，荷爾蒙補充療法最具效果。不僅精神上顯得年輕，性生活也不再有苦痛。（有關荷爾蒙補充療法請參照第六章）

□停經而不再有懷孕的擔憂，性生活比以前更愉快的C女士

停經前總擔心是否會懷孕，而從未眞正享受性生活，但停經後從此不再有這些顧慮，反而比年輕時期更有充實性生活的C女士。

據說，以往都是男性主導的性，現在反而主從易位，發揮相當大的積極性。她說一旦從精神上的壓力獲得解放，才據實地感受性生活並非不愉快的事，反而是相當美好的享受，由此可見，性問題其實是精神上的問題。

## 性交的各種障礙及其對策

最常碰到的苦訴是性交痛。其原因是卵胞荷爾蒙不足，造成膣壁內缺乏潤滑感。

最簡便而迅速的解決法是，性交時使用膠劑。

另外，也有使膣內產生濕潤感的藥。最常使用的是卵胞荷爾蒙的膣坐藥。使用此藥不僅是膣或尿道入口，在沐浴時不會因肥皂的刺激感而感到困擾，相當方便。據說常覺得想上廁所而困擾的人，或因膣的下垂感而煩惱者也會感到舒適。

卵胞荷爾蒙膣坐藥對於經口荷爾蒙劑，造成胃部不適的人而言，有如至寶。可以到婦產科接受診療，即可獲得處方。

其次，造成性交障礙的是不感興趣，沒有慾望、被觸摸即感到不快等意願、心理上的問題。這個問題不僅發生在性行爲上，就連工作、興趣或運動也會出現類似的傾向，隨著意願的降低也能造成憂鬱狀態。這也和卵胞荷爾蒙的不足相關。

有不少人覺得上了年紀也莫可奈何，老化就有這些現象而斷念，或肯定自己所處的狀態而信服。以英語而言是 Menopause Naturally（更年期的自然現象）的想法。這也是一種處事之道，不過，若還有挽救的餘地，而渴望想辦法突破困境的人，也有其解決之法。那就是荷爾蒙補充療法。

根據經驗者所言，只要補充不足的荷爾蒙，即能有足以令人訝異的改善。不論任何工作，都產生了積極的意願。詳情請參照第六章。

## 有關更年期的避孕

在更年期的入口，排卵會變得不順，但仍有十足懷孕的可能。雖然頻度減低，但是，長久沒有月經而以為已經停經之後，也有突然排卵而在五十三歲的高齡懷孕的例子。因此，很難預告最後的排卵是在幾時，所以，在停經之後數年，最好仍然避孕以策安全。

至於避孕的具體方法，基本上應和伴侶詳談之後再決定，而最值得建議的是使用保險套。但是，可能有使用感的問題，覺得不適的人建議併用保險套和膠質。

原本在子宮內裝避孕器（IUE）的人，停經時若偶而出現不正常出血時，通常會立即卸下。當月經間隔變得不規則時，子宮也開始呈現萎縮，因此，最好不要一直放在子宮內，應在適當的時期取出。因為，一直放在子宮內當子宮一再萎縮之後，恐怕難以取出。

## 婦科手術後的性生活

有越來越多的人，因子宮肌瘤或子宮癌接受婦女科手術。在此來談談手術後的性生活。最常動的手術是子宮肌瘤。如果是相當大的肌瘤，一般是做切開腹部的腹式手術。仍然

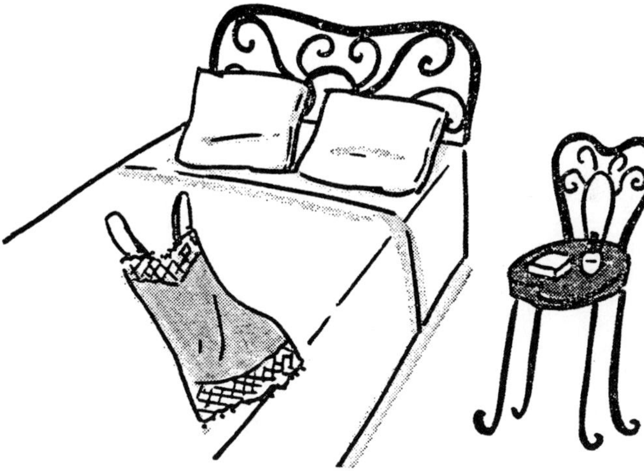

有月經者，即使摘除子宮而卵巢尚正常，通常會留下卵巢，因此，不會因動完手術後而立即陷入更年期的狀態。有些人以爲，摘除子宮後不再有月經，而自然地認定已和停經者完全相同。其實，只要測量荷爾蒙或持續做基礎體溫表，即可明白仍然處於和以往相同的荷爾蒙狀態，所不同的只是沒有子宮、腹部留下手術的傷痕而已。

但是，對性生活所抱持的心態、夫婦間的感覺等，對性生活有極爲強烈的影響，因此會出現各種不同的反應。有些人從以往所擔心的懷孕問題獲得解放，才眞正體驗性生活的美好，也有人動手術在四十年代後期結識新的伴侶而再婚，即使年紀比首次婚姻時來得高，反而過著更爲充實的性生活。

從這些經驗我們可以說如果不把身體的傷痕或沒有子宮等事實當做心理的負擔，仍然可以往常的方式過性生活，甚至比以前更爲美好。

但是，卻有多數人動手術摘除子宮後，誤會自己已不再是女性，結果意志消沉，一直無法擺脫陰鬱的心情，結果凡事都不順遂。希望子宮摘除後的女性對自己能建立信心，因爲，沒有子宮的我仍然是我，並不是因此而失去女性的身份。

其次，當卵巢也一併動手術摘除時，如果仍然留有一邊的卵巢，和只摘除子宮的情況是完全相同的。只要剩餘的卵巢能正常地發揮機能，並無問題。

問題乃在於年紀輕的女性，因疾病的性質不得不摘除兩側的卵巢時。停經經過數年的停經後的手術，卵巢的機能早已減弱，而身體也已適應這個狀態，因此並無太大的問題。不過，以往月經通暢者，卵巢能發揮機能時，有些事情必先考慮。換言之，有人會苦訴更年期障礙常見的發熱、臉面紅脹、發汗、失眠、焦躁、憂鬱感、疲勞感、無力感及性慾減退、對性生活的疏遠等。這是卵巢機能消失而出現的卵巢欠落症狀。當然，卵胞荷爾蒙減低，從下垂體分泌的性腺刺激荷爾蒙呈現高值。

這種情況即成爲荷爾蒙補充療法的對象。不過，其中有人動手術後，並沒有出現太強烈的症狀，可能也有個人差異。因爲，動手術時的身體狀況各不相同，所處的環境也是形形色色。而心理狀態也會使症狀變得激烈，或反之使其緩和。

並非所有的人都需要荷爾蒙補充療法，但對多數人而言，利用荷爾蒙補充療法再加上專

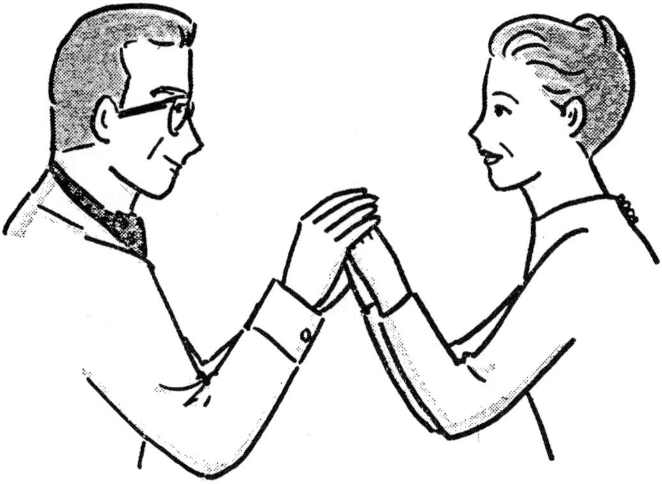

家的心理治療，而當事者也想辦法尋求情緒的轉換，這些都足以帶來效果，更年期的障礙也是一樣。

有關具體的荷爾蒙療法，請參照第六章。

## 夫婦的互信互愛才是充實性生活的基本

從雜誌獲知荷爾蒙補充療法而到醫院接受治療的D的女士，對把自己視若無睹的丈夫感到不滿。停經之後，不僅性趣沒有減弱，反而覺得更積極享受的D女士，因丈夫把注意力投注在比自己更年輕的女性身上，成天悲憤鬱卒，感到莫名的焦躁。經過治療之後，雖然發熱、發汗等症狀已稍微減緩，但心情仍無法舒暢。有一天，她斷然地把自己的感受告訴丈夫，丈夫終於回心轉意。據說目前不僅是性生活，日常一切已漸漸變成令人滿足的狀態。

更年期的性，最足以反映以往和丈夫之間的相處之道。彼此習慣或曖昧持續的夫婦關係，隨著停經期的來臨，也許會面臨某種危機。從未和丈夫坦誠佈公地談論性問題的夫婦，到這個階段似乎會對兩人之間隱藏已久的問題，不知如何解決。相反地，從不避諱令人嫌棄的話題而推陳置腹的夫婦，已養成把一切的問題當做兩人的事來思考的習慣，因此，在治療上也不會落得只有妻子個人逕自煩惱。丈夫若能正確地理解妻子所處的狀態，以體貼、溫柔的心態針對二人之間的性生活做一番思考，相信所有的問題都能迎刃而解。

## 性困擾的Q與A

Q　進入更年期後，性生活變得痛苦，經常找理由拒絕丈夫，結果慢慢地和丈夫之間產生了隔閡。結果，丈夫似乎有年輕的愛人。我是否應該隱身而退？

A　我覺得這個問題似乎由人生咨詢的老師來回答，遠比我這個婦產科醫師較恰當。不過，事實上我的患者當中，也有同樣的痛苦經驗者，因此，在此膽敢發表一下我個人的想法。

有關結婚後二人之間的性生活問題，我認爲是夫妻之間應更坦誠對談的重要問題。但是，多數的家庭似乎都難以坦率直言吧。即使更年期前的年輕時代早已有性生活的存在，但夫婦之間卻鮮少談論性的問題，這一點才是問題所在。不論夫婦是經過何種歷程而誕生，我認爲各個丈夫與妻子的性慾，程度完全相同反而稀奇，一般都呈現差異性。譬如，有時丈夫渴望，妻子卻不希望。相反地，妻子有所需要時，丈夫卻提不起勁。

從年輕時代如果能坦率地把彼此的感受、當時的狀況、原因老實地告訴對方，身爲丈夫者應可以瞭解，妻子進入更年期之後性慾會隨之減低，或因性交障礙的疼痛而難以接受丈夫的要求，這種心態與作爲略微出入的狀態應可以獲得理解。

有些夫婦在彼此的溝通之下，爲求解決之道，一起接受診察，結果解決了性事問題。相反地，誠如這位有性困擾的朋友一樣，一肩挑起所有的問題而逕自煩惱，或以隱身而退的方法把一切問題解決之後，才淚流滿面的前來洽談。因性荷爾蒙不足造成的這類性慾減低、性生活的痛苦等。有許多人利用性荷爾蒙補充療法而獲得解決，甚至離婚的原因是和提此問題者相同的情況，卻有人在離婚後又有新的伴侶。

當然，和新的伴侶之間擁有極爲順暢的性生活，因此，我覺得荷爾蒙補充療法或對自身具有自信的精神上的安定，是保持平順而愉快的性生活的要因。

從這些實例看來，妳會選擇那一個解決之道呢？請充分地思量之後再做結論。我認爲找出結論之後再談分手的問題也不遲。如果無法原諒移情別戀的丈夫，倒也無可厚非，但是，若能擁有寬容的心，把丈夫的行徑當成是一時的鬼迷心竅，倒也不失是一種選擇。我想結論應由妳自己來決定。千萬不要焦急。

**Q** 離婚後出外工作，而在工作的地方認識了目前的男友。對方向我求過婚，但我對性不太渴望，結婚後對性生活沒有自信，我該怎麼辦？

**A** 與所愛的人結緣是非常美妙的一件事。恭喜妳。我認爲「愛」的心境是不分年齡的。但是，性生活或婚姻生活倒是有個人不同的方式，因此，雖然相愛並不一定要過著拘泥形式的婚姻生活吧。妳今年幾歲呢？有一首歌的歌詞是「只要你在我的身邊」，愛的形式也可以像是這般模樣，當然，也有熱烈如火的愛情方式。

妳不妨和他仔細地交談，似乎應該把自己的身體狀況坦率地告知對方。因爲，有多數男性不太瞭解進入更年期的女性，身體上難以適應的變化。對於妳所擔憂的事，不妨和他討論一下。恥於開口說出這種事的人相當多，但是，如果對方認眞地考慮妳們二人之間的婚姻，我想撇開這件事不談是難以OK的。而且，對方只是希望有一飲茶聊天的朋友？陪伴在身邊的人？或渴望過著充實的性生活？

個人的想望是不同的，我認爲應該事前做好確認。如果二人之間的隔閡較少，必能順利溝通。反之有較大的隔閡時，可能必須重新考慮這段姻緣。

總而言之，對性的態度有極大的個人差異，並沒有某一定的基準，只要雙方有共識，任何形式都行。如果，對性問題感到彼此間的隔閡，卻無法忘記對方而渴望生活在一起時，二人連袂接受心理治療，也是方法之一。因爲，即使年華老大，但選擇積極地認同順應各種慾求的性態度的生活方式，也不失爲一種人生。

奈良林祥先生所著的『五十歲之後的性生活心得』相當值得參考。不妨參閱一下。我認爲認同每個人既存的差異性，彼此努力以體恤對方的心情接近，雖然過程並不容易，但只要是人應辦得到。人的性與心關係極爲密切，沒有心的性應該無法長久持續，也缺少喜悅吧。

Q　停經後五年。對性生活完全失去了興趣。對於丈夫的需要，雖然以妻子的義務而配合，但劇烈的疼痛也令我恨透了性。

A　彷彿聽見妳的哀號，眞是令人痛苦的問題。妳只是因妻子的義務，而勉強應付，沒有任何喜悅的生活，的確只有心酸的感受。也許妳的丈夫並沒有察覺這個問題吧。妳是否把實情告訴他？對於自己的慾望或缺乏性慾的心態，出人意外的是有許多人因羞恥而不說或不能說。但是，這是不對的，這麼重要的事情，爲什麼不和對方好好地交談呢？千萬不要可憐地說：說出實情一切就完了。即使難以開口，能夠開誠佈公地交談，才是所謂的夫婦。正因爲每次總是強忍劇烈的疼痛，才會對性厭惡不已或完全失去性趣。

不必忍耐疼痛的方法，有兩種解決之道。勇敢地向伴侶表示拒絕，乃是方法之一，另一個方法則是告知丈夫自己的疼痛，二人想辦法找出不至於疼痛的方法，享受美好的性生活。那一個方法適合，我覺得仍然由妳做決定。因爲，這是妳自己的人生。

不過，它也是你們二人的人生。因此，與其讓二人胼手胝足相伴扶持走過的人生的後半段，在互相憎惡下結束，而渴望「和你在一起非常幸福」這句話做爲人生的結束，老實地說出自己的身體狀況，二人共同尋找較好的解決法，應不失爲解決之道。

所幸有所謂的荷爾蒙補充療法。有許多人因此而解決更年期以後的性困擾，不過，是否選擇這項療法，仍然由你們二人商量之後再做決定。這個解決法也不失爲良策。

**Q** 停經後一直爲腟部的搔癢感困擾不已。爲了保持清潔而經常沖洗，但總覺得無法釋懷。是否該到婦女科檢查？

**A** 腟部產生搔癢感，我想是發炎的緣故。不過，爲了調查其原因，必須檢查腟分泌物。因坎吉它黴菌而發炎會有相當厲害的搔癢感，不過，因其他病源體造成的腟炎也可能有搔癢感，因此，最好還是到婦女科接受診察，調查原因之後再做治療。

停經後隨著荷爾蒙的分泌減少，造成黏膜變脆弱而抵抗力減低，也可能造成發炎。有時不僅使用原因別的抗生物質，可能還用荷爾蒙療法以避免炎症的復發。總而言之，不要自己妄下判斷，用不太具有療效的方法浪費時間。

**Q**　停經後臉孔變得憔悴、白髮增多、臉上的斑點、皺紋日益明顯，容貌日漸衰微、醜陋，連照鏡子都覺得厭煩。而更令人擔心的是，丈夫是否對年華老去的我心生厭倦，在外拈花惹草。我該如何面對姿色的日漸醜陋呢？

**A**　首先，妳應該思考一下，夫妻間的關係以什麼最重要？人所具有的魅力、溫柔、長年一起生活而培養的信賴感、共同擁有三十多年的同伴意識等等，這些如果在彼此年華老大之後，成爲雙方的慰藉而顯露出來，我想絕不會因臉上長皺紋、頭上白髮日增而走上分手之路。如果只是在意自己的容貌與姿色，再怎麼努力掙扎也無法媲美年輕的女性。所以，我認爲妳應對妳自己本身的魅力、比任何人更熟知丈夫的一切帶著十足的信心。請對妳自己和丈夫更有信心。

不過，希望自己能擁有美麗的容貌，身爲女性自是理所當然吧。這時，應考慮怎麼樣才能使自己變得神采奕奕。擁有某種可以讓自己專心投入者的人，都散發著一股魅力。一定有什麼值得妳投入的事物。而這個「什麼」必須由妳自己去找尋。另外，荷爾蒙補充療法也有助於想積極地度過人生的人。渴望積極向前且開朗生活的人，請閱讀荷爾蒙補充療法做爲參考，所有的一切完全由妳自己做選擇。

# 第 5 章

# 更年期應做的檢查與治療法的選擇

更年期的不定愁訴中，常見與更年期障礙以外的某些基礎疾病或重大疾病的症狀類似者。譬如，目眩、動悸、失眠、排便的異常、寢汗等。一開始即認定這些症狀乃是更年期障礙，是非常危險的。這些症狀的背後極有可能隱藏著某些疾病，因此，是否是更年期的不定愁訴，必須接受專門醫師的診斷。因此，進入更年期的年代，接受定期健康診斷日形重要。利用這些篩檢而瞭解並分辨其他的疾病，自可放心。

如果對於持續不斷的不定愁訴疑心暗鬼，結果變成神經衰弱也是麻煩，因此，檢查的結果如果判斷並非重大疾病，不要再四處尋醫，應做更年期障礙的治療。

在此就來談談，更年期間應做那些檢查，必須注意那些地方。

## 更年期應做的檢查指南

### ⑴內科系的檢查

全身檢查的首要關卡，當然是內科。

**□消化器檢診**　佔居日本癌症死亡榜首的是胃癌，女性也不例外。如果以為女性的癌檢診，只是乳癌、子宮癌等項目乃是錯誤的觀念。最近，大腸癌、胰癌或肝癌也有日益增加的傾向，必須確實接受消化系的檢查。就連沒有胃脹、缺乏食慾等自覺症狀的人，也要接受檢查。各位應該認識也有無症狀的胃癌或大腸癌。當然，也要瞭解在這個時期發現，必能治癒的事實。

**□循環器系檢診**　更年期以後的女性常有心疾病，事實上，衆所周知的，這乃是和女性荷爾蒙的卵胞荷爾蒙減少有密切關係。因此，即使對自己的心臟自信滿滿的人，更年期以後仍然必須接受檢診。高血壓性的疾病也日益增多。因爲，以往血壓較低的人，血壓變高或不安定、動脈開始硬化都是在這個時期。

**□呼吸器檢診**　在日本僅次於胃癌的常發癌是肺癌，女性也是一樣。相反地，最近女性的抽煙率居高不下，可能還有持續上升的傾向，因此，進入癌年齡後絕不能輕忽檢診。只要做全身健康檢查，幾乎都有這些項目的檢查，因此，建議各位積極活用全身健康檢查。最好一年做一次檢查。

## (2)婦女科的檢查

只要是女性，我覺得都應接受婦女科的檢查。曾接受婦女科手術而摘除子宮者也要接受檢查。婦女科檢診的內容是，癌檢診和內分泌檢查（荷爾蒙檢查）。有些人似乎到了更年期之後，已經和婦女絕緣，其實只要是女性，永遠和婦女科有不解之緣。似乎有許多人討厭內診而卻步，其實應該帶著勇氣勇敢面對檢查。因爲，性命是無法取代的。

**□癌檢診**　婦女科的癌檢診是子宮癌，必須同時做子宮頸癌與子宮體癌的檢查。同時，也要卵巢癌。在性成熟期間沒有任何問題的人，可以只做子宮頸癌的檢查，但更年期以後，子宮體癌日益增多。尤其是最近，其增加率有上升的傾向，更應特別小心。

停經後不久，碰到出血時，有時會以爲月經再次來潮，覺得自己還年輕而欣喜不已，但是，這個年代的不正常出血中，最應顧慮的疾病是子宮癌。有時可能是因荷爾蒙不足，引起老人性膣炎而出血，但是，一定要接受檢查確定並非癌。提起子宮癌，不少人都以爲只是子宮頸癌，而只接受集體檢診時，通常只做頸癌檢查而沒有體癌檢查，因此，各位最好有一個觀念，亦即曾經接受過檢查並不一定從此高枕無憂。

另外，只做一次的檢診，並不表示一生無憂無慮。即使檢查的結果是陰性，卻有持續不斷的出血，必須反覆再三地接受檢診。一般所進行的體癌檢查，是利用細胞診的方法，但也有接受精密檢查的組織檢查，可當場做出診斷。因此，不要只做細胞診，接受組織檢查較爲放心。

檢查的方法根據只做頸癌檢查或與體癌一併檢查的情況，做檢查的院方所準備的內容不同，因此，前往檢診時，上內診台之前最好事先告知渴望做體癌檢診。

因子宮肌瘤而動手術的人，可能因手術的方式，而留下整個子宮或某部份，因此，仍然

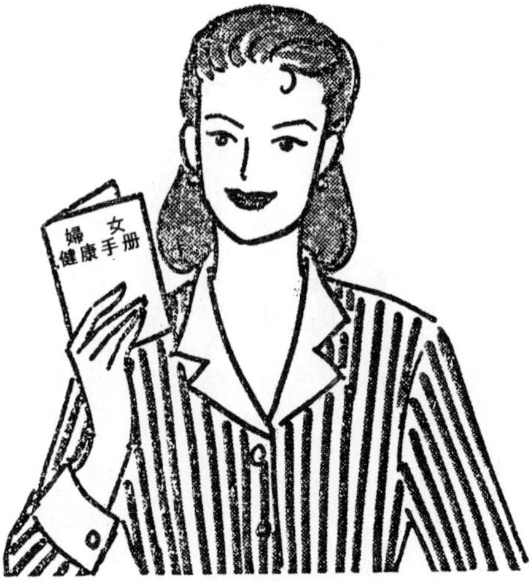


需要檢診。同時，即使摘除子宮而卵巢仍然留存時，必須接受檢診，確認卵巢是否異常。因爲，也有因疏於檢診而延緩發現卵巢癌時機的例子。

其次是卵巢癌的檢查。如果利用內診和直腸診，再加上超音波斷層掃描、腫瘍標記法、ＣＴ掃描或ＭＲＩ等的檢查，有可能發現。事實上一般先做超音波與內診或直腸診，若有問題才做其他的檢查。

我希望至少一年一次接受這些婦女科檢診，而屬於高危險年層的人或接受荷爾蒙補充療法者，最好每半年檢查一次。如果出現不正常出血等問題，應該在此期限之內反覆接受檢診。即使沒有異常而接受檢查乃是健康診斷，出現異常時，必須再接受其他的診察。

有時在健康診斷中沒有發現異常，卻在兩個月後出現不正常出血。像這種處事刻板的人，一年之後再度接受檢診，但這時已發現染患子宮體癌。而上一次的檢診只做頸癌檢診，如果在兩個月後的不正常出血時能再次就診，接受子宮體癌的檢診，也許可以較早發現體癌。

檢診後的結果即使是陰性，只不過表示當時投射在幻燈片上的細胞是陰性的癌細胞而已，因此，應該反覆數次接受檢查。更何況是不正常出血，當然應該再次接受檢診。同時，我認爲應該瞭解自己所接受的檢查內容爲何。出人意外的是，有多數人不清楚所做的只是子宮頸癌的檢查，抑或子宮體癌也一併檢診。既然接受檢診，無論如何都應該知道結果如何。因爲，這乃是妳無可取代的身體。

日本產婦女科優生保護法指定醫的團體之一，日本母性保護醫協會爲幫助女性的健康管理，發行婦女健康手册，在檢查完畢之後會把結果記錄下來再交給受檢者。我覺得這本手册一生受用。應該儘量地給予活用。可以找婦產科醫師商量製作類似的手册。

**□內分泌檢查** 婦女科檢查的項目之一是，內分泌的檢查。這是測定荷爾蒙，更年期以後的女性，女性荷爾蒙漸漸減少，而下垂體所分泌的性腺刺激荷爾蒙的量反而越來越高。荷爾蒙的均衡的混亂乃是引起自律神經失調的原因，在治療上爲了調節荷爾蒙，通常是採取補充所不足的荷爾蒙的荷爾蒙補充療法。但是，自律神經失調的人，不一定荷爾蒙也失調。因此，必須做荷爾蒙檢查。測定的方法是採血後檢查血中的荷爾蒙濃度。並不一定要到大學附屬醫院的荷爾蒙專科門診，幾乎任何設施都能接受這樣的檢查。所調查的一般是女性荷爾蒙和下垂體荷爾蒙，不過，有時也會調查男性荷爾蒙或甲狀腺荷爾蒙。

### (3)外科系的檢查

正如任何人所想像得到的，當然是乳癌及直腸癌的檢查。

□**乳癌檢診**　習慣一個月一次做自我檢診是非常重要的，不過，仍然建議至少一年一次接受專門醫師的檢診。一般是做觸診、曼摩圖、超音波的檢查，若有必要也做細胞診或組織診。直到目前在日本仍然是患者人口越來越多的癌之一，不過，由於是容易碰觸的部位，最好能早期發現避免因而喪失生命。

□**直腸癌的檢查**　在內科也可藉由注腸檢查或檢便而發現。有多數人發現排便時出血，以爲是痔而不上醫院就診，這一點值得擔憂。直腸癌若能早期發現，復元較快，但如果棄之數年不理不睬，恐怕爲時晚矣。

### (4)整型外科的檢查

如果出現腰痛或膝蓋疼痛等症狀，可能到整型外科受診，不過，爲了「防範未然」建議大家事前接受檢查。我們知道停經後骨量會漸漸減少。以往十年內所減少的骨量，停經後僅只一年即有同量的減少，這是令人相當恐懼的事實。因此，高齡女性很容易產生骨折。一旦產生骨折就來不及。儘早測量自己的骨量吧。

測定骨量有各種不同的方法。

以前骨質疏鬆症的判定，是利用脊椎的X光檢查以掌握骨量。而現在早已患有骨質疏鬆症者，可利用此方法做診斷。不過，目前的觀念是，儘早調查骨量以預防骨質疏鬆症，在骨質疏鬆情況變得嚴重之前，略有骨質減少症時就應接受診斷。爲此目前有幾種調查骨量的方法。其一是所謂的MD法。這是在手上做X光攝影，然後和同時拍攝在X片上的，控制一定階層狀之厚度的鋁棒的濃度做比較，利用電腦計算中手骨的骨幅全體之骨濃度積或相當於骨皮質寬幅的質。

調查骨量而測之骨骼萎縮程度的方法。只要利用這個方法，接受檢查者可利用任何設施都有的器材拍攝一張手的X光片，即可測量骨量。因此，可說是相當節省時間而簡便的方法。最近，根據所拍攝的X光片，再做影像處理，而以數值掌握骨濃度積或骨皮質幅的DIP法也頗爲流行。

除此之外，還有設備較爲龐大者，如使用CT或DEXA等新器材，測定第二到第四腰椎和大腿骨的骨密度的方法，目前在多數的醫療設施中已有這類檢查。不過，並非四處普及的方法，只限定專門醫療機構。雖然這都是X光檢查，但被曝量少精度又高，是非常卓越的方法。而最近對於骨質疏鬆症的預防與治療，也漸漸實行荷爾蒙補充療法，因此，骨量減少者應盡早接受治療。

不僅是整型外科，有越來越多的婦產科也能測定骨量。可以直接向經常往診的婦女科醫師洽談，如果該處並無這項測定，可要求代爲介紹整型外科。

## 自我檢查更年期障礙

當身體狀況不適時，有時連自己也無法清楚掌握，是否是更年期障礙。頭重、肩膀僵硬、睡不著、常流汗、目眩、容易疲勞等各種症狀，到底是更年期障礙，抑或其他嚴重疾病的症狀之一，相信有許多令人不安的情況。我想在這種情況，一定不知該向誰洽談？到醫院的那個科別就診而傷透腦筋。事實上，根據問卷調查，發現有許多人不知是更年期障礙，而從內科、耳鼻喉科、腦外科、眼科、神經科輾轉應診之後才找到婦女科。

以下爲各位介紹一個，足以解決這個問題的好方法。有許多專家研究所謂更年期障礙指數，東京醫科齒科大學婦產科副教授小山嵩夫先生也是其中一人。如果利用小山教授所考察的更年期指數，可以自我檢查更年期障礙。針對表中所示的十個項目，以個人的症狀程度計算所得的分數。事實上，症狀並非恆常的狀態，每天、每個時候都不相同。不過，不妨以當時的狀態做爲測量的依據，計算一下所得指數。參考自我採分的評價法的一欄，即可瞭解整

## 更年期的自我診斷表

**依症狀的程度，自己填下分數，根據所得總分做檢查**

引用小山嵩夫・東京醫科齒科大學副教授著「女性荷爾蒙的眞實」主婦之友社刊

| 症　狀 | 症狀的程度（分數） | | | | 妳的分數 |
|---|---|---|---|---|---|
| | 強 | 中 | 弱 | 無 | |
| ①臉面發熱 | 10 | 6 | 3 | 0 | |
| ②容易冒汗 | 10 | 6 | 3 | 0 | |
| ③腰或手腳常冰冷 | 14 | 9 | 5 | 0 | |
| ④喘不過氣、動悸 | 12 | 8 | 4 | 0 | |
| ⑤難以入睡或無法熟睡 | 14 | 9 | 5 | 0 | |
| ⑥易怒、心浮氣躁 | 12 | 8 | 4 | 0 | |
| ⑦悶悶不樂、有時覺得憂鬱 | 7 | 5 | 3 | 0 | |
| ⑧頭痛、目眩、常有嘔氣現象 | 7 | 5 | 3 | 0 | |
| ⑨容易疲勞 | 7 | 4 | 2 | 0 | |
| ⑩肩膀僵硬、腰痛、手足疼痛 | 7 | 5 | 3 | 0 | |

## ★更年期指數的自我採取評價法

0～25分……適切面對更年期。可持續以往的生活態度。
26～50分……注意飲食、運動，在生活模式上千萬不要無理強求。
51～65分……最好到更年期、停經門診處應診，接受生活指導、心理治療或藥物治療。
66～80分……必須有長期間（半年以上）的計劃性治療。
81～ 100 分…必須接受各科精密檢查，若只是更年期障礙，應到更年期、停經門診處做長期的計劃治療（生活指導、心理治療、藥物治療等）。

＊在此診斷法中，即使所得結果並不需要藥物治療，卻不是否定以預防成人病爲目的的藥物治療的必要性。

個計算的模式。

這個評價法的優點是，在治療前及後，不僅有助於判定該治療是否有效，而且項目並不多，任何人都能輕易地做判定。我認爲難以憑個人的主觀去掌握的更年期障礙，藉此能做某種程度客觀的評價，光憑這一點就有相當的用處。各位覺得如何？當然也許各位認爲還是直接到醫院接受診查？我們的醫院也接受有關利用此表做自我採分的治療法。

不過，仍然有些人對於自我評價的方式，多少感到不安吧。即使自我測定時獲得不錯的分數，我卻認爲仍然需要接受健康診斷。因爲，對症狀較無自覺者，比自覺有強烈症狀者，常見隱藏令人擔憂疾病的例子。

這絕非謊騙之詞，事實上有人在檢診中發現子宮癌，或只是檢查子宮肌瘤的經過，卻發現卵巢癌的幸運例子。如果這些人沒有接受檢診，必在許久以後才發現癌吧。今年發現癌應值得感謝，因爲，拖延到明年，症狀又不一樣了。

最應讚美的是，主動前往應診的自己。因爲，不覺麻煩也不感到恐懼，前往人人嫌棄的婦產科接受診察。至於發現的疾病，只要確實遵從醫師指示做治療。絕對不可臨陣逃脫，藉機把治療延後。因爲，每年都有新年來臨，但生命只有一次，是無法取代的。

## 該選擇何種治療法

這是非常困難的問題。如果已經明白自己的疾病或身體不適的原因爲何，治療幾乎已達到成功，但在未清楚原因爲何的階段，只有回到問題的原點找出各種治病的原因，換言之，只有接受檢查，再檢查。當從無數的檢查篩選出更年期的最大原因時，接著所碰到的是選擇何種治療法的問題。

不過，症狀不一而足，程度也大小不同，無法一概而論。因此，對於治療法的內容，首先應從自己渴望接受何種方法爲切入點。

自然地接受漸漸老化的事實，也是一種做法或生活方式。

年紀大後，任何人都會老化。不僅月經不再來潮，荷爾蒙的分泌也減低。背骨彎曲、腰也不直。走起路來慢吞吞，臉上也是皺紋滿面、牙齒脫落。視力轉壞、聽力也變差。此外，皮膚不再柔嫩光滑，動輒發癌或長濕疹，甚至感到搔癢、疼痛。有時也有骨折的情況。覺得全身發熱，卻又冒汗、睡不著覺，一大清早就醒來，記憶力減退，缺乏耐性。

這些症狀隨著年紀的老大，任何人都會親身體驗，因此，事到如今焦慮慌張也於事無補，坦誠地接納原有的自己，不慌不忙地好整以暇，這樣的老後生活不也是樂趣無窮？這是順應自然的生活方式。自己所能做的事，盡可能去努力。走路、游泳、做瑜伽運動。也嘗試其他各種健康法。這樣的解決之法不也美妙。

不過，有些人並非否定這類自然派或超自然派的生活方式，只是想在有生之年更積極地選擇人生，只要有好方法隨即採納，讓僅只一次的人生有更愉快、舒適的遠景。

像這樣積極面對人生的人，應有輔助他們消除更年期障礙的救星吧。我認爲充分地自助努力之後，可能的話可進行荷爾蒙補充療法讓骨骼健壯，甚至也能接受漢方療法。

以往的醫療狀況，多半是患者以被動的態度，接受醫師所推薦的醫療法，但是，今後更年期治療的方式，不再是被動的姿態，而是有如選擇生活方式般更呈現積極的心態。在選擇治療法時，不妨把它做接受治療者選擇什麼樣的治療方式，今後的人生可能因此而展現不同面貌，有如生活方式的一種選擇。

患者各自做自己生活方式的選擇之後，我們再提供有關治療法的實際內容的相關情報，這正是本書的目的之一。在第五章這個單元，首先爲各位介紹漢方療法的實際。至於荷爾蒙補充療法，將在接下來的第六章爲各位做一番說明。

## 誰做治療法的選擇？

希望做荷爾蒙補充療法（ＨＲＴ）治療的患者中，也有各種不同的類型。有些人是從書籍或報章雜誌的介紹而瞭解，有些人則憑個人的意願決定接受治療，也有人說是朋友的介紹，或是丈夫從書本得到訊息後鼓勵妻子前來。其中也有當事者渴望接受這項治療，但因丈夫或兒女認爲違反自然最好不要貿然嘗試，而逕自煩惱的人。

我認爲人生百態，自己往後的生活最好由自己做選擇，但與周遭者之間的人際關係也是非常重要的。無法獲得他們的理解的確令人遺憾，不過，因事出無奈而放棄者，也是個人的一種選擇。沒有人可以替代自己身上的苦痛，因此，決定選擇那一個方式，完全是自身的責任。我曾聽說有人聽聞動手術可以解決尿失禁的煩惱，於是希望到婦產科檢診，但家人卻以老年到婦產科受診是件見不得人的事而反對，使當事者頗爲困擾。想到此後漫長人生的品質，簡直是件令人可悲的事。難道要因家人的無知，而因此忌諱到婦產科接受診察嗎？我誠心地渴望所有的女性應更堂正地主張維護自身的健康，而家人也應該儘量努力去理解，如何提高母親的生活品質。

## 更年期的症狀別漢方療法

女性開始出現不定愁訴的四十五歲到五十歲前後的時期，稱爲更年期。到了這個時期，女性在身體上或精神上會產生各種變化，陸續出現以下各種不定愁訴。

(1)、血管運動神經症狀有血氣上衝、臉面紅脹、身體灼熱感、腳部冰冷、頭痛、頭重、目眩、耳鳴、肩膀僵硬、動悸、容易發汗、血壓浮動等。

(2)、精神症狀有神經過敏、容易興奮、憂鬱、不安、失眠、記憶力或集中力減退、注意力散漫、令人不快的呵欠連連。或有恐懼感、強烈的嫉妒心、變得歇斯底里而向兒女、丈夫出氣。

(3)、新陳代謝障礙的症狀有腹部，尤其下腹部或臀部、大腿部肥厚，成爲所謂的中年肥胖體型。

(4)、荷爾蒙系的症狀有生理不順、不正常出血、膣黏膜萎縮失去彈力、性慾減退、產生膣炎。

(5)、皮膚上的症狀有更年期的肝斑（黑斑），因臉上黑色素沉澱，造成煩惱的原因。

(6)、知覺神經症狀有不定部位的酸麻感或知覺過敏、出現知覺鈍麻或蟻走感（皮膚上彷彿有螞蟻爬行的感覺）、搔癢感等。有時也會產生無法抗拒的虛脫感。

運用在這類更年期症狀上的漢方處方非常多，因此，就連專家也難以判斷該用那一個處方。接受治療時應由漢醫診察後配方，或向出售漢藥的中藥店洽談後服用。

以下，列舉幾個對各種症狀具有療效的代表性處方。

## 血氣上衝

以漢方的用語而言，稱爲「上衝」。所謂上衝是指氣由下往上衝，造成臉面發熱或變紅的狀態。可用以下的處方。

**⑴三黃瀉心湯**

**處方**　大黃、黃芩、黃蓮各一g以上當做沖泡的藥包服用時，加上一〇〇ml熱開水，煮沸三分鐘後，去渣頓服。

略有血氣上衝傾向、臉面紅脹、心浮氣躁無法平撫的興奮狀態時，做爲鎮靜劑使用。沒有便秘者，使用黃蓮解毒湯。

**⑵女神散**

**處方**　當歸、川芎、白朮、香附子各三g　桂枝、黃芩、人參、檳榔子各二g　黃蓮、木香、丁香、甘草各一g（大黃〇・五g）

使用於更年期障礙、血道症、腳冷、血氣上衝症狀強、動悸、目眩、失眠、便秘等症狀。

### (3) 加味逍遙散

**處方**　當歸、芍藥、朮、茯苓、柴胡各三g　牡丹皮、梔子各二g　甘草一・五g　乾生薑、薄荷葉各一g

使用於前項處方症狀中，還有肩膀僵硬、頭痛、目眩、不安感等。

### (4) 苓桂味甘湯

**處方**　茯苓六g　桂枝四g　五味子三g　甘草二g

使用於脈弱、腳冷、血氣上衝、臉紅如醉酒、頭如重物覆蓋、尿量減少時。

## 多汗

一般而言，處於不會出汗的狀態下，卻有不停冒汗傾向者，稱爲多汗症。又分全身性與局部性。在漢方上使用以下的處方。

### (1) 桂枝加黃耆湯

**處方**　桂枝、芍藥、大棗、生薑各四g　甘草二g　黃耆三g

一般是使用於虛証的處方。應用在外表看似強壯，卻因多汗症而身體疲憊、容易感冒、皮膚容易化膿等情況。

⑵**防已黃耆湯**

**處方** 防已、黃耆各五g 朮、大棗各三g 甘草一·五g 乾生薑一g

應用在皮膚白皙而水肥的婦女常見的多汗症、易勞、尿少、感冒後畏寒而發汗不止、排尿不順等情況。

⑶**補中益氣湯**

**處方** 黃耆、人參、朮各四g 當歸三g 陳皮、生薑、大棗、柴胡各二g 甘草一·五g 升麻一g

病後因過度疲勞容易冒汗時，利用這個處方使皮膚回復生氣，體力回復。

⑷**十全大補湯**

**處方** 人參、黃耆各二·五g 朮、當歸、茯苓、地黃各三·五g 川芎、芍藥、桂枝各三g、甘草一g

應用在大病後、貧血而高度疲勞的出汗、寢汗等情況。

⑸**黃耆建中湯**

**處方** 桂枝、生薑、大棗、黃耆各四g 芍藥六g、甘草二g以上煎熬後去渣，加上膠飴二十g再用火加熱，煮沸五分鐘後熄火，溫服此湯汁。

應用在虛弱體質而腹冷、易疲、或酷使體力而疲憊者容易冒汗、寢汗等情況。

### (6) 加味逍遙散

**處方**　當歸、芍藥、柴胡、茯苓、朮各三g　甘草一・五g　乾生薑、薄荷各一g　牡丹皮、梔子各二g

應用在虛証而易疲、手腳無力、頭重、目眩、失眠、身體發熱冒汗等情況。

## 目　眩

漢方認爲目眩是和水毒（水份的代謝異常）有關。使用於目眩的處方中，含有多量調節水份分佈異常的藥物。

### (1) 苓桂朮甘湯

**處方**　茯苓六g　桂枝四g　白朮三g　甘草二g

應用於胃弱、胃內積水、腰冷、頭痛、血氣上衝等症狀，以及有站立昏眩感者。

### (2) 澤瀉湯

**處方**　澤瀉五g　朮二g

應用於體力中等左右，突然而起的目眩或躺臥在床，仍然感到住家旋轉不停的迴轉性劇烈目眩。

**⑶眞武湯**

**處方**　茯苓五g　芍藥、生薑、朮各三g　附子〇・五～一g

對於體力減弱易疲、血色差、手腳冰冷、易下痢、脈搏及腹部無力，步行時有跌倒感，有如踩在雲上搖搖擺擺感的目眩，具有效果。

**⑷半夏白朮天麻湯**

**處方**　半夏、白朮、陳皮、茯苓各三g　麥芽、天麻、生薑、神麴各二g　黃耆、人參、澤瀉各一・五g　黃柏、乾生薑各一g

應用在胃弱、胃內積水，造成水毒上衝到腦，引起伴有目眩的頭痛者。以嘔氣、手腳冰冷、食後無力、催促睡意爲目標。

**⑸當歸芍藥散**

**處方**　芍藥、茯苓、朮、澤瀉各四g　當歸、川芎各三g

適用於虛証（體力較差的類型）的女性下肢或腰冷、無力、頭重、目眩或耳鳴的人。

## 耳　鳴

漢方認爲耳和腎相關，耳鳴的治療極爲重視與水毒之間的關係。

**⑴苓桂朮甘湯**

**處方**　茯苓六g　桂枝四g　白朮三g　甘草二g

適用於水毒上衝時引起的耳鳴。具有胃弱、胃內出血、腰冷、頭痛、血氣上衝等症狀，以站立而昏眩的情況爲目標。

⑵**柴胡加龍骨牡蠣湯**

**處方**　柴胡五g　半夏四g　茯苓、桂枝各三g　黃芩、大棗、生薑、人參、龍骨、牡蠣各二・五g　大黃一g

適用於體格碩壯、脈搏與腹力強壯的實証類型，神經質、失眠、耳鳴、腹部有動悸感。

⑶**柴胡桂枝乾薑湯**

**處方**　柴胡六g　桂枝、括呂根、黃芩、牡蠣各三g　乾生薑、甘草各二g

適用於柴胡加龍骨牡蠣湯一項中所述的症狀，體質虛弱略有貧血、口渴時。

⑷**八味地黃丸**

**處方**　乾地黃五g　山茱萸、薯蕷（山藥）、澤瀉、茯苓、牡丹皮各三g　桂枝、附子各一g

適用於老人性耳鳴或重聽。目標是下腹部比上腹部衰弱，手腳易冷、帶有倦怠感、腰痛、口渴、小便不利等症狀。

⑸**釣藤散**

**處方** 石膏五g 釣藤、橘皮、半夏、麥門冬、茯苓各三g 人參、菊花、防風各二g 甘草、生薑各一g

適用高血壓症、動脈硬化引起的耳鳴。以伴有頭痛、目眩、肩膀僵硬等症狀爲目標。

### ⑹防風通聖散

**處方** 滑石三g 桔梗、白朮、黃芩、石膏、甘草各二g 大黃、芒硝各一·五g 當歸、芍藥、川芎、梔子、連翹、薄荷、生薑、荊芥、防風、麻黃各一·二g

此處方也適用於高血壓症、動脈硬化引起的耳鳴，不過，運用於實証、肥胖體質而腹部凸出的類型，具有便秘傾向者。

### ⑺茯苓散

**處方** 茯苓五g 朮四g 人參、生薑、陳皮各三g 枳實一·五g

適用於有胃下垂或胃弱等胃症狀，胃內積水引起的耳鳴。目標是虛証類型、略有貧血、脈搏虛弱、心下部鼓脹感、缺乏食慾。

## 皮膚搔癢

### ⑴桂枝麻黃各半湯

**處方** 桂枝三·五g 杏仁二·五g 芍藥、生薑、麻黃、大棗、甘草各二g

適用於發病初期外觀上並無特殊變化，但日夜搔癢感劇烈，多少帶有發熱的情況。

**(2)當歸飲子**

**處方**　當歸五g　地黃四g　芍藥、川芎、蒺梨子、防風各三g　何首烏二g　荊芥、黃耆各一・五g　甘草一g

適用於皮膚乾燥、有搔癢感，但發疹不大的情況。常用於貧血性、血色不佳的老人性皮膚搔癢症。

**(3)溫清飲**

**處方**　當歸、地黃各四g　芍藥、川芎、黃芩各三g　梔子二g　黃蓮、黃柏各一・五g

適用於皮膚乾燥呈茶褐色，略有血氣上衝跡象，鳩尾處有苦悶感的人。

**(4)白虎加桂枝湯**

**處方**　石膏十五g　粳米八g　知母五g　甘草二g　桂枝四g

臉面紅脹，略有氣血上衝跡象，異常口渴、熱感、搔癢劇烈的實証類型。

**(5)八味地黃丸**

**處方**　乾地黃五g　乾茱萸、薯蕷（山藥）、澤瀉、茯苓、牡丹皮各三g　桂枝、附子各一g

適用體力中等或以下的老人，腰部以下有虛脫感，易勞、口渴、皮膚乾燥的老人性皮膚搔癢症或陰部搔癢症。

## 手腳麻痺

(1)**眞武湯**

**處方** 茯苓五g 芍藥、生薑、朮各三g 附子〇・五～一g

適用於體力衰弱、畏冷症、脈搏或腹部無力、手腳麻痺等情況。

(2)**痿証方**

**處方** 當歸五g 地黃四g 牛膝、蒼朮、知母各三g 芍藥、黃耆各二g 杜仲、黃柏各一・五g

對病後的足腰衰弱、麻痺、酸麻感、步行困難等具有效果。

(3)**當歸四逆加吳茱萸生薑湯**

**處方** 大棗五g 當歸、桂枝、芍藥、木通各三g 細辛、甘草、吳茱萸各二g 生薑四g

適用於畏冷症、手腳末端寒冷、下腹或腰部疼痛、手足有疼痛或酸麻感，容易凍傷者。

(4)**加味八疝湯**

**處方**　當歸、芍藥、川芎、熟地黃、陳皮、半夏各二・五g　白朮六g　茯苓五g　人參、牛膝、防風、羌活、秦艽各一・五g　柴胡、桂枝、甘草、大棗、乾生薑各一g

適用於手腳麻痺感、運動麻痺、腦中風引起的麻痺或疼痛、顏面神經麻痺等。

**手腳冰冷**

畏冷症是女性常見的症狀，可能的原因是貧血或瘀血（即循環障礙）所引起。可利用以下的處方。

(1)**當歸芍藥散**

**處方**　芍藥、茯苓、朮、澤瀉各四g　當歸、川芎各三g

貧血性而體質虛弱者、腰到足冰冷、頭痛、目眩、動悸、肩膀硬化、耳鳴、心悸亢進、腹痛、腰痛等症狀、尿禁而多量、時見浮腫。目標是削瘦型、皮膚白皙的虛証類型。

(2)**當歸四逆加吳茱萸生薑湯**

**處方**　大棗五g　當歸、桂枝、芍藥、木通各三g　細辛、甘草、吳茱萸各二g　生薑四g

手腳尖冰冷、末端瘀血、凍傷者常用。目標是脈搏細、遇冷即腹部積廢氣而鼓脹、產生腹痛者。

⑶**桂枝茯苓丸**

**處方**　桂枝、茯苓、牡丹皮、桃仁、芍藥各等份

此處方比當歸芍藥散更適宜實証者，略胖、臉色佳、下腹有違和與壓痛感、血氣上衝、肩膀硬化、目眩、腳部冰冷等症狀。也適用於下腹鼓脹疼痛等情況。

⑷**苓姜朮甘湯**

**處方**　茯苓六ｇ　乾生薑、白朮各三ｇ　甘草二ｇ

適用於腰到足部冰冷，有如坐在水中之感，或有如用冰塊按壓在腰部之感、尿禁或難以排尿等情況。

⑸**桂枝加附子湯**

**處方**　桂枝、芍藥、大棗、生薑各四ｇ　甘草二ｇ　附子一～二ｇ

適用於畏冷症，對夏天仍穿襪子，無法赤腳踩地板，預冷則腹部鼓脹疼痛者具有效果。畏冷情況嚴重時，常使用附子。

⑹**眞武湯**

**處方**　茯苓五ｇ　芍藥、生薑、朮各三ｇ　附子〇・五～一ｇ

適用於新陳代謝機能衰弱而缺乏生氣、易疲、手腳冰冷、畏寒、腹中積水、冷即疼痛或下痢者。

**(7) 附子湯**

**處方**　附子一ｇ　茯苓、芍藥各四ｇ　朮五ｇ　人參三ｇ

適用於服用眞武湯的體質，以及神經痛或風濕造成的手腳疼痛。

**(8) 四逆湯**

**處方**　甘草三ｇ　附子一～二ｇ　乾生薑二ｇ

適用於手腳極度冰冷者。下痢後產生惡寒，脈搏沉而細且慢，臉色蒼白、血色不佳、身體有如冰塊之冷、疲勞困憊的狀態。

**(9) 五積散**

**處方**　蒼朮、陳皮、茯苓、白朮、半夏、當歸各二ｇ　厚朴、芍藥、川芎、白芷、枳殼、桔梗、乾薑、桂枝、麻黃、大棗、生薑、甘草各一ｇ

略有貧血跡象，上半身有熱感而下半身冷感、腰、骨、下腹等疼痛、脈沉、腹部常呈柔軟狀，但心下部時而鼓脹變硬。

**(10) 八味地黃丸**

**處方**　乾地黃五ｇ　山茱萸、薯蕷（山藥）、澤瀉、茯苓、牡丹皮各三ｇ　桂枝、附子各一ｇ

適用於腎虛（精力減退）的處方，也應用於下腹無力、手腳冰冷。

⑾**防已黃耆湯**

**處方** 防已、黃耆各五g 朮、生薑、大棗各三g 甘草一・五g

適用於皮膚白皙而肌肉柔軟、水肥體質、易勞、汗多、排尿不順、下腹浮腫、膝痛、畏冷等。

## 肩膀硬化

肩膀硬化是各種疾病的症狀之一，在漢方不侷限於局部疼痛，而是以全身為目標，根據証別做治療。

⑴**葛根湯**

**處方** 葛根八g 麻黃、生薑、大棗各四g 桂枝、芍藥各三g 甘草二g

適用於較有體力、肌肉具有張力、脈搏有力而不排汗、胃腸健壯者。

⑵**大柴胡湯**

**處方** 柴胡六g 半夏、生薑各四g 黃芩、芍藥、大棗各三g 枳實二g 大黃一g

適用於體力充實、肌肉發達、富有張力、脈搏有力而常便秘者。對腹部充實有力、胸脅苦悶【季肋下部（肋骨下部）有排斥與壓痛感】者有效。

⑶**小柴胡湯**

**處方**　柴胡七g　半夏五g　黃芩、大棗、人參各三g　甘草二g　乾生薑一g

體力中等以上，帶有胸脅苦悶者適用大柴胡湯，而比使用大柴胡湯者體力較弱、食慾不振、有口苦等症狀者適用此藥方。

### (4)柴胡加龍骨牡蠣湯

**處方**　柴胡五g　半夏四g　茯苓、桂枝各三g　黃芩、大棗、生薑、人參、龍骨、牡蠣各二・五g　大黃一g

適用體力較有、胸脅苦悶、肚臍側有動悸、伴有頭痛、頭重、動悸、失眠、目眩等精神神經症狀等的肩膀硬化。

### (5)加味逍遙散

**處方**　當歸、芍藥、柴胡、朮、茯苓各三g　牡丹皮、梔子、乾生薑各二g　甘草一・五g　生薑・薄荷各一g

適用於體力較衰弱者、易疲、神經質，主要因更年期的不定愁訴引起的肩膀僵硬。

### (6)延年半夏湯

**處方**　半夏五g　桔梗、前胡、別甲、檳榔子各三g　人參二g　乾生薑、枳實、吳茱萸各一g

適用體力較差、鳩尾鼓脹鬱悶、帶有疼痛感、胃部障礙、腳冰冷、右肩僵硬者。

## 頭痛

頭痛是最常見的症狀之一，但頭痛的方式不一而足，原因也各式各樣。漢方醫療上通常使用以下的處方。

⑴ **吳茱萸湯**

**處方** 大棗、生薑各三g 吳茱萸二g 人參一g

適用於發作性地突然產生劇烈疼痛，疼痛欲烈，嘔吐而痛苦的情況。也應用於平常胃弱、胃内積水、手腳冰冷、易疲、神經性疲勞或月經前頭痛的人。

⑵ **五苓散**

**處方** 澤瀉六g 朮、茯苓、豬苓各四・五g 桂枝一g

五苓散是應用於口渴及尿量少、頭痛時，不過，沒有口渴的症狀也具效果。也適合伴有嘔吐的劇烈疼痛，是頭痛最常使用的處方。

⑶ **清上蠲痛湯**

**處方** 當歸、川芎、白芷、羌活、獨活、防風、朮、生薑各三g 麥門冬五g 黃芩四g 菊花、蔓荊子各二g 細辛、甘草各一g

因頭痛做各種治療後，情況卻未好轉時，此處方可發揮卓效。對於血道症或更年期障礙所引起的頭痛最具效果。同時，對於男性的頑強難纏的頭痛也具效果。

(4)**釣藤散**

**處方**　石膏五ｇ　釣藤、橘皮、半夏、麥門冬、茯苓各三ｇ　人參、菊花、防風各二ｇ　甘草、生薑各一ｇ

此處方對於高血壓、動脈硬化或更年期障礙等成人病、成人病所出現的頭痛、尤其是清晨睡醒時的頭痛最具效果。

(5)**半夏白朮天麻湯**

**處方**　半夏、白朮、陳皮、茯苓各三ｇ　麥芽、天麻、生薑、神麴各二ｇ　黃耆、人參、澤瀉各一・五ｇ　黃柏、乾生薑各一ｇ

應用於平常胃腸虛弱、胃內積水、腳冰冷、肩部僵硬、頭痛、目眩、嘔吐時。飯後慵懶無力、昏昏欲睡時也具效果。

## 失　眠

漢方是以調節造成失眠原因的身體不協調，做爲治療失眠的根本。使用以下的處方。

(1)**酸棗仁湯**

**處方**　酸棗仁十五ｇ　知母、川芎各三ｇ　茯苓五ｇ　甘草一ｇ

此處方常用於虛勞、疲勞困憊引起的失眠症、有時也用於無法抵抗睡意的嗜眠症。體力衰弱缺乏元氣，脈及腹部也軟弱，以失眠為主訴愁症時，或容易受驚，經常遺忘，對精神恍惚者也具效果。

(2) **溫膽湯加黃蓮酸棗仁**

**處方** 半夏、茯苓各六g 生薑、陳皮各三g 竹茹二g 枳實一・五g 甘草一g 酸棗仁三～五g 黃蓮一g

此處方用於體質略微虛弱、或病後的疲憊。也適用於弛緩性體質的胃下垂或胃弱，失眠症、神經症、惡夢連連而無法安眠時。

(3) **歸脾湯**

**處方** 人參、白朮、茯苓、酸棗仁、龍眼肉各三g 黃耆、當歸各二g 遠志、甘草、木香、大棗各一g 乾生薑〇・五g

可用於虛証而天生胃腸虛弱、貧血症的人。或身心過勞、劇烈出血後出現神經症狀的失眠、健忘、神經衰弱、歇斯底里時。

(4) **加味逍遙散**

**處方** 當歸、芍藥、柴胡、朮、茯苓各三g 甘草一・五g 乾生薑、薄荷各一g 牡丹皮、梔子各二g

使用於虛弱體質的婦女所出現的神經症狀。也適用於更年期障礙、血道症、流產、墮胎或卵管結紮後引起的自律神經失調症候群之失眠。目標是易疲、頭重或目眩、易怒、焦躁、有灼熱感，上半身尤其是頭部的發汗。

**(5)柴胡加龍骨牡蠣湯**

**處方**　柴胡五g　半夏四g　茯苓、桂枝各三g　黃芩、大棗、人參、龍骨、牡蠣各二・五g　乾生薑一g（便秘者加大黃一g）

適用於實証而有胸脅苦悶，肚臍附近有動悸、血氣上衝、心悸亢進、失眠、煩悶等症狀，或容易受驚、浮躁不安、易怒、情緒起伏不定時。

**(6)甘草瀉心湯**

**處方**　半夏五g　黃芩、乾生薑、人參、大棗各二・五g　甘草三・五g　黃蓮一g

實証而胃部發熱、水毒梗於心下使胃變硬、引起上下動搖而嘔吐、腹鳴、下痢時。若無下痢而胃部上方每逢搖擺時覺得苦悶、情緒鬱悶、不安、神經疲憊而失眠、產生神經衰弱、夢遊等神經性疾病時，或使用甘草瀉心湯可消除心下部的鬱悶，改善失眠症。

**(7)抑肝散加陳皮半夏**

**處方**　當歸、釣藤、川芎各三g　朮、茯苓各四g　柴胡二g　甘草一・五g　陳皮三g　半夏五g

俗稱具強烈抗癌性，可抑止神經亢奮，因而有抑肝散之名，是小兒抽筋時所用的處方。不過，神經過敏、易怒、焦躁而性急、興奮難眠時也可使用。

## 頻尿

腎盂腎炎、膀胱炎、尿道結石等情況會有頻尿的症狀。漢方療法上是使用以下的處方。

(1)**豬苓湯**

**處方**　豬苓、茯苓、滑石、澤瀉各三g　以上煎熬後去除殘渣，加入阿膠三g再加熱煎熬，阿膠溶解之後熄火，分三回飲用。

應用的目標是頻尿、排尿痛、有口渴、出血症狀。

(2)**清心蓮子飲**

**處方**　蓮肉、麥門冬、茯苓各四g　人參、車前子、黃芩各三g　黃耆、地骨皮各二g　甘草一·五g

適用於體力略微衰弱而呈慢性化時。使用在出現胃腸衰弱、缺乏食慾、噁心、下痢、倦怠感、頻尿、尿混濁、殘尿感等症狀時。

(3)**龍膽瀉肝湯**

**處方**　車前子、黃芩、澤瀉各三g　木通、地黃、當歸各五g　梔子、甘草、龍膽各一

・五g

適用於下腹部的充血、腫脹。排尿痛、伴有嚴重的頻尿、尿澀、脈或腹緊張而充實時。也適合淋菌引起的發炎。

### (4)八味地黃丸

**處方**　乾地黃四g　山茱萸、薯蕷（山藥）、澤瀉、茯苓、牡丹皮各三g　桂枝、附子各一g　以上用煉蜜揉成丸。

適用於慢性膀胱炎或婦女產後以及婦女科手術後產生的膀胱炎、尿禁、排尿後的不快感或全身疲勞感、腰痛等。

### (5)五苓散

**處方**　芍藥、梔子各二g　茯苓五g　當歸、甘草、黃芩各三g

適用於尿禁，但上廁所卻難以排尿，有排尿感且尿中摻血的膀胱炎、發炎呈慢性化，體力在中度以下，沒有便秘或口渴等症狀時。

## 血壓不安定

〈高血壓的情況〉

在漢方醫療上，首重全身狀態調和，消除高血壓引起的各種症狀，而達到安定血壓的結果。因此，血壓不會急遽下降，即使長期服用漢方，也不會造成血壓過低的情況，不過，在相當早期能夠解決高血壓所引起的頭痛、肩膀僵硬等症狀。

(1)**大柴胡湯**

**處方**　柴胡六g　半夏、生薑各四g　黃芩、芍藥、大棗各三g　枳實二g　大黃一g

目標是富有體力而肌肉健壯，具便秘傾向，心下痞硬（鳩尾鬱悶而變硬的狀態）與胸脅苦悶。對頭痛、頭重、肩膀僵硬等苦訴也具效果。

(2)**防風通聖散**

**處方**　滑石三g　桔梗、白朮、黃芩、石膏、甘草各二g　大黃、芒硝各一・五g　當歸、芍藥、川芎、梔子、連翹、薄荷、生薑、荊芥、防風、麻黃各一・二g

適用於體力充實，所謂腦中風體質者，大力士體型的酒桶肚、紅臉、膚色白、頸項粗的類型，有動悸、肩膀硬化、血氣上衝等症狀、有便秘傾向者。

(3)**三黃瀉心湯**

**處方**　大黃、黃芩、黃蓮各一g　以上加一〇〇ml的熱開水後攪拌三分鐘、頓服。甘草、生薑各一g　附子〇・三g

適用於有體力、臉紅而有血氣上衝傾向、情緒浮躁不安、脈搏有力、常便秘、鳩尾體硬、夜晚難以入睡者。

**(4) 黃蓮解毒湯**

**處方**　黃芩三g　梔子二g　黃蓮、黃柏各一・五g

適用於有三黃瀉心湯的症狀、無便秘者。同時，目標是頭腦清晰睡不著、掛慮無聊小事等症狀。

**(5) 柴胡加龍骨牡蠣湯**

對體力較好、胸脅苦悶、肚臍上部有動悸感、肩膀僵硬、目眩、頭痛、頭重等苦訴，神經過敏、失眠、心浮氣躁、容易受驚、易怒、有便秘等症狀的高血壓具有效果。

**(6) 桂枝茯苓丸**

**處方**　桂枝、茯苓、牡丹皮、桃仁、芍藥各等份

適用於血氣上衝而臉面紅脹、頭痛、肩膀硬化、目眩、腳部冰冷等苦訴，下腹部有抵抗與壓痛感者。

**(7) 釣藤散**

**處方**　石膏五g　釣藤、橘皮、半夏、麥門冬、茯苓各三g　人參、菊花、防風各二g　甘草、生薑各一g

適用於體力略差，具有腦動脈硬化傾向者的高血壓。目標是早晨或中午以前有頭痛、頭重之感、情緒不佳、容易遺忘等症狀。而眼目充血、肩膀硬化、易怒、心浮氣躁等症狀也是

大致的目標。

(8)**七物降下湯**

**處方**　釣藤四g　當歸、川芎、芍藥、地黃、黃耆各三g　黃柏二g

對高血壓的虛証，無法服用柴胡劑或大黃劑者、有腎障礙者，最低血壓偏高者具有效果。

(9)**八味地黃丸**

**處方**　乾地黃四g　山茱萸、薯蕷(山藥)、澤瀉、茯苓、牡丹皮各三g　桂枝、附子各一g

這是中高年人而體力較差者使用的處方。適用於胃腸機能正常，但腰部以下有虛脫感、足腰無力或冰冷、口渴。夜間排尿次數多、下腹虛弱、性慾減退等症狀。

〈低血壓的情況〉

有疲勞倦怠感、腦貧血、目眩、失眠、動悸、喘息、胸部壓迫感、胃腸障礙、手腳冰冷及其他症狀。漢方醫療上使用以下的處方。

(1)**眞武湯**

**處方**　茯苓五g　芍藥、生薑、朮各三g　附子〇・五～一g

適用於體力虛弱、貧血、易疲、虛脫感、手腳冰冷、站立昏眩、容易下痢者。目標是脈摶及腹部無力者。

⑵**半夏白朮天麻湯**

**處方**　半夏、白朮、陳皮、茯苓各三g　麥芽、天麻、生薑、神麴各二g　黃耆、人參澤瀉各一・五g　黃柏、乾生　薑各一g

適用於體力差、手腳冰冷、頭痛、肩膀硬化、目眩、胃有振水音（輕拍胃部發出水聲時）、缺乏食慾、食後有鼓脹感，或身體慵懶無力昏昏欲睡者。

⑶**人參湯**

**處方**　人參、甘草、白朮、乾生薑各二g

目標是平常胃腸虛弱、血色不佳、畏冷症而易疲、站立目眩、食慾不振、唾液滿口、容易下痢者。脈摶及腹部虛弱無力。

⑷**當歸芍藥散**

**處方**　芍藥、茯苓、朮、澤瀉各四g　當歸、川芎各三g

適用於體衰弱、削瘦型、皮膚白皙的類型。略有貧血而手腳冰冷、易疲、頭痛、目眩、肩膀僵硬、動悸、生理不順等症狀的女性。

## 骨質疏鬆症

在漢方醫療上爲減輕骨質疏鬆症所產生的疼痛，一般使用以下的處方。

(1)**八味地黃丸**

**處方**　乾地黃五g　山茱萸、薯蕷（山藥）、澤瀉、茯苓、牡丹皮各三g　桂枝、附子各一g

適用於中高年人而體力略微衰弱、易疲、口渴、排尿不順。夜間頻尿、手腳冰冷、腰部以下有虛脫感、下腹部無力、背及腰疼痛者。

(2)**歸耆建中湯**

**處方**　黃耆二g　當歸、桂枝、生薑、大棗各四g　芍藥五g　甘草二g

(3)**小建中湯**

**處方**　膠飴十二g　芍藥六g　桂枝、生薑、大棗各三g　乾生薑、甘草各一g

適用於毫無體力、全身帶著強烈倦怠感、腹部虛脫無力、腹直肌緊張、關節疼痛、起居困難時。症狀較輕微者使用小建中湯。

(4)**桂枝加朮附湯**

**處方**　桂枝、芍藥、大棗、生薑、朮各四g　甘草二g　附子〇・五～一g　目標是體力差、畏冷症、臉色不佳、脈搏虛弱、肌肉缺乏張力者。（矢數圭堂）

# 第 6 章

# 減輕更年期障礙的荷爾蒙補充療法

想必各位已從本章之前的說明中，瞭解所謂的荷爾蒙補充療法（HRT），是指從體外投服因停經而分泌減少的女性荷爾蒙，減輕因缺乏荷爾蒙所造成的各種症狀的療法。

歐美早在三十多年前已進行荷爾蒙補充療法。但是，剛開始的治療方式和目前並不相同。提起女性荷爾蒙，首先想到的是卵胞荷爾蒙，因此，補充更年期女性所欠缺的荷爾蒙，以往主要是使用卵胞荷爾蒙（ERT療法）。

但是，卵胞荷爾蒙具有增殖子宮內膜的機能，因此，從長期接受此治療法的人當中，發現有多數人比沒有治療者較易染患子宮體癌，結果造成嚴重的問題。

和沒有使用卵胞荷爾蒙者相較下，心臟血管系的疾病和骨質疏鬆症等有明顯地降低的傾向，因此，目前醫學界把著眼點放在如何活用這個優點，以推廣其效用的方法。從而誕生的是，和卵胞荷爾蒙相抗衡而具有抑止子宮內膜增殖作用的黃體荷爾蒙。

從事實發現，黃體荷爾蒙與卵胞荷爾蒙一起使用時，接受此項療法者罹患子宮體癌的比率已大幅地減少。因此，目前所使用的並非卵胞荷爾蒙療法，而是使用卵胞荷爾蒙加黃體荷爾蒙。這兩種女性荷爾蒙的療法，因此，目前已不再稱為ERT療法，而使用HRT（荷爾蒙補充療法）的語詞。

## HRT有助於解決更年期的困擾

從利用HRT而改善更年期常見的多數症狀的例子而言，主要的症狀是多汗、血氣上衝、發熱、耳鳴、搔癢感、頻尿等。這些症狀是因隨著停經，女性荷爾蒙分泌減弱造成自律神經失調所致。因此，若要減輕這些症狀，最有效的方法當然是補充造成原因的荷爾蒙不足，亦即利用荷爾蒙補充療法。

而且，獲得改善的並不止這些症狀，膣部回復濕潤狀態不再動輒產生膣炎，關節疼痛也一併消除。同時，皮膚也出現彈力，甚至改善了精神常陷入憂鬱狀態，對任何事提不起勁的症狀。如此也可証明，荷爾蒙對女性而言有如扮演著身體內潤滑油的功能。

若要一一詳述HRT的優點，還具有降低血液中的膽固醇、提高良質膽固醇質、預防動脈硬化等機能。因爲，血流變得順暢，自然會減低罹患心臟病或腦血管障礙等疾病的機率，不僅日常生活變得舒適且愉快，也減低了死亡率，堪稱「妙法回春」。

同時，也有研究報告指出，隨著血流順暢，也有助於呈現癡呆症狀的阿耳茲海默氏型的癡呆的初期治療。

不僅如此，HRT的優點還有一個不可忽視的是，預防骨質疏鬆症。因爲，卵胞荷爾蒙中具有預防鈣質從骨骼溶解的機能。停經後由於卵胞荷爾蒙分泌減低，而失去這項功能。隨著年紀老大鈣質急速從骨骼釋出，使得骨骼有如漏洞的蘿蔔變得疏鬆不實。這就是所謂的骨質疏鬆症。

因此，停經後接受補充卵胞荷爾蒙的HRT療法的人，可預防骨質疏鬆症，避免骨質疏漏，而没有接受治療者症狀漸漸加劇。搞不好會引起骨折。當然，每個人天生具有的骨骼強度，有個人差異，同時，和長久以來的飲食生活或運動量也有關係，不過，進入停經的更年期的現在，更是重要的時期。如果自已的母親或祖母曾因骨質疏鬆症接受治療，或曾有骨折的情況，基於預防的觀點而言，最好接受HRT的治療。因爲，萬一骨折，恐怕將成爲整天躺臥病床的地步。

事實上，有不少人都曾聽聞因骨質疏鬆症骨折，結果一病不起，甚或英年早逝。誠如前述，如果此治療法能減低因心臟病或腦動脈硬化、骨質疏鬆症造成的死亡，HRT則有如一盞明燈照亮我們往後的更年期。長年來持續這項治療的歐美，實際上已証實了這件事實。

令人掛慮的副作用

通常，長久以來所使用的藥物，多數有其優點，相對地也有其缺點。既然使用藥物，我認爲出現某些負面影響也是理所當然。事實上，在開始引進HRT療法而實行之初，不久即

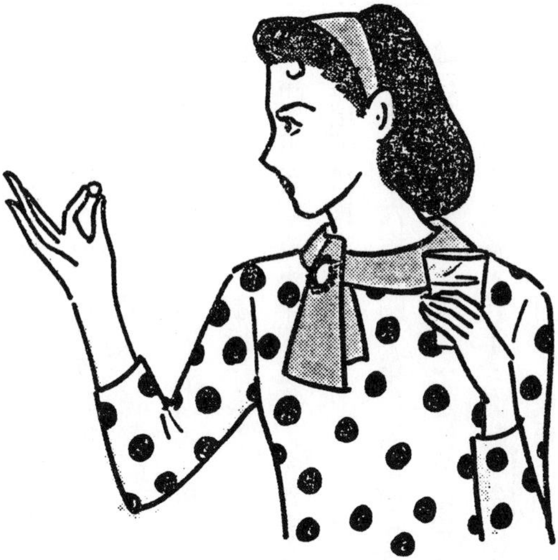

造成問題的是女性荷爾蒙與癌之間的關係。

ＨＲＴ治療的初期，所用的是單獨使用女性荷爾蒙中的卵胞荷爾蒙做爲治療的主流。但是，事實發現卵胞荷爾蒙單獨療法的一群，比没有接受這項治療的一群，染患子宮體癌的比率偏高。有一段時期，因爲這個驚人的事實而認定ＨＲＴ已失去治療的價值。

但是，此後經過不斷的研究，發現單獨利用卵胞荷爾蒙持續治療時，的確會使子宮體癌的病例增加，但是，如果使用卵胞荷爾蒙和黃體荷爾蒙兩種女性荷爾蒙，子宮體癌反而有減少的事實。仔細一想這乃是理所當然的道理。因爲，卵胞荷爾蒙和黃體荷爾蒙的分泌失去均衡的更年期到停經期之間，染患子宮體癌的病例增多乃是衆所熟知的事實，換言之，單獨使用卵胞荷爾蒙做治療法，無異於以人爲的方式促成卵胞荷爾蒙與黃

## 更年期不能仰仗藥物捱過

對於更年期障礙，認爲只要到醫院就能取得消除症狀的藥物，自己不做任何努力即能度過難關，這種凡事倚賴他力而不自求多福的心態，事實上很難使症狀好轉。因爲，藥物並非消彌一切症狀的魔術棒。

有些人想利用藥物治療，卻裹足不前，這些人有一個共通的特點。那就是尚未解決心理的問題。自己若無法察覺何以會產生某些心態，絕對無法治癒心理的問題。同時，無論是更年期或更年期之後，多和老化不無關係。如果治療的起點是從否定老化出發，很難出現轉機。

五十年代者和四十年代者相較起來，體力自然較爲衰弱。這乃是自然的現象。即使做HRT的治療，也不一定能夠永遠保持四十年代的年輕。不要以老化爲苦，必須把目標轉向愉快地邁入老年，從此處做爲出發點。如果不慎骨折或出現腦梗塞等疾病，已不談上愉快的老年。因此，我認爲應該把目標定在更健康的更年期之後。不是假藉他人助力，而是自己積極向前，以自主性選擇自己的生活方式。所幸的是，目前的我們擁有幾種選擇的方式。若是你，將如何度過往後的人生呢？

體荷爾蒙之間的分泌失調。

因為，卵胞荷爾蒙具有增殖子宮內膜的機能，彷彿為體癌的形成預備溫床，因此，一併使用黃體荷爾蒙使荷爾蒙的狀態接近自然的平衡狀，讓體內持續保持與停經前體癌較少的環境類似的狀態，自然會降低體癌的罹患機率。仔細一想即可明白的道理，在許多研究的佐証之下，目前已可放心地實行HRT的療法。

不過，與荷爾蒙的關係也非常密切的乳癌，情況又如何呢？這不像體癌一般有明顯的脈絡可尋。相關的研究也林林總總，有些學者認為做HRT治療後染患機率增多，有些認為毫無變化，有人則主張有減少的趨勢等等。

換言之，無法像一切問題已然找到頭緒的子宮體癌般，劃分的一清二楚。這一點其實也是理所當然的。因為，子宮體癌和卵胞荷爾蒙關係密切，而黃體荷爾蒙有預防體癌的功能，但是，乳癌似乎和荷爾蒙之間的關係沒有恆常的定律。

事實上，即使調查乳癌的組織體系，情況不一而足。有些是有荷爾蒙受容體，有些則無，而有荷爾蒙受容體的情況中，有的人是只有卵胞荷爾蒙的受容體，有的人則兼具卵胞荷爾蒙與黃體荷爾蒙兩種受容體。同時，染患乳癌的年齡，從二十年代、三十年代、四十年到停經期以後的年層，無法一概而論。

在日本以四十年代的女性居多。美國則以五十年代者居多，各個國家也有不同的差異。

我們知道子宮體癌以未曾懷孕、生育者遠多於有懷孕、生育經驗者，但是，乳癌卻沒有一定的傾向可尋。但是，接受HRT治療時，可能事前必先做全身檢查，選擇未曾染患子宮癌、乳癌者做爲治療的對象，同時，接受HRT治療的人，都會積極地主動接受檢診吧。

當然，開藥方的醫師在這一點上也成爲必要條件，所以，以結果而言，接受HRT的患者，壽命通常比未接受治療者來得長。不過，不僅壽命長，既不癡呆也無骨折且心臟強壯，以生活的品質而言，我認爲接受治療對自己而言相當有利。

而實際服用之後，最常見的副作用應是出血。雖然並非每一個都有這個現象，但是，無關年齡而有月經般出血的情況爲數頗多。但是，持續服用某個程度之後，漸漸不再有出血的情況，最多是治療之初的二～三個月。

如果是可以忍耐的範圍，並不需要停止治療。而這些人是治療開始前，子宮頸癌及體癌的檢查都無異常的人。如果未曾接受這項檢查，其實不應貿然做這項治療，不過，離前次治療有一段間隔者，必須再次接受檢查。

另外，平常胃弱的人，可能會有胃部鼓脹或情緒不佳的狀況。雖然這些副作用並不至於強烈到令人無法服用荷爾蒙，但是，覺得在意的人不妨與胃藥一併呑服，或把口服藥改成注射劑，甚至改變其他的卵胞荷爾蒙劑。如果在歐美所發行的不須通過胃部吸收，直接由體內吸收的貼附劑或膠質之類劑型，在國內也獲得認可，這個問題應可大大地獲得解決。

有時，可能出現肝機能障礙的情況。通常症狀極爲輕微，不過，我認爲治療中應定期做肝機能檢查，確認是否能夠安全地持續使用。

## 忌諱HRT療法的人

HRT的問題點是，有些人不可使用。前述的乳癌或子宮內膜癌（體癌）已有肝機能障礙者都列入黑名單內，但此外也有必須特別小心的人。患有子宮肌瘤者就是其中之一。因爲，肌瘤會因荷爾蒙的作用而變大。肌瘤特別大的人，也許已經接受手術，如果目前月經雖已停止，但肌瘤卻相當大的人，如果肌瘤變得更大必造成極大的困擾，因此，必須和主治醫生仔細洽談，是否可以接受HRT治療。至於肌腫小又幾乎沒有自覺症狀者，與主治醫生洽談後，並不一定不可接受HRT治療。只要仔細思考爲何接受HRT治療，有關其優、缺點，和主治醫生詳談之後，再做治療的選擇。

另外，血壓非常高的人或因嚴重心疾病正在治療中的人、有血栓症等病例的人，我認爲也必須和主治醫生充分洽談後，決定是否可以併用HRT療法。

如在兩個以上的醫院或科別受診時，不論疾病爲何，都有可能藥物重疊、藥效減低、產生藥的副作用等問題，因此，絕不可隱藏複數就診的實情，也必須瞭解各醫師之間所進行的治療內容。而醫師彼此之間最好對病情有所溝通，至少也要讓雙方得知對方使用什麼藥物。

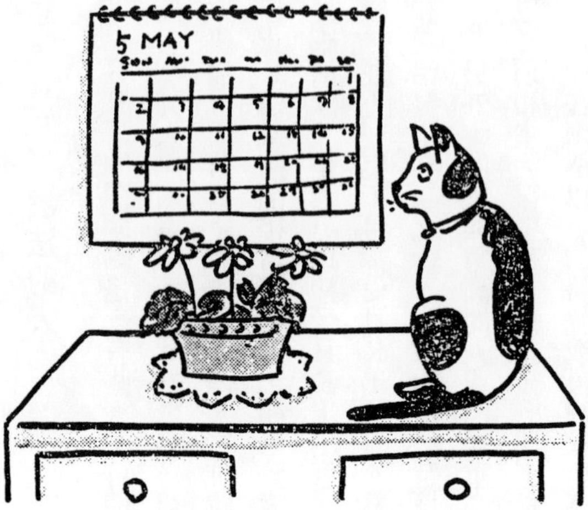


## HRT的治療方式

對於荷爾蒙不足的人，補充其不足的荷爾蒙並預防因此可能產生的疾病，或治療早已發生的疾病，這就是HRT。至於其治療的程序，首先是從檢查是否眞正缺乏荷爾蒙開始。檢查的方法當然是做荷爾蒙的定量檢查，亦即做血液檢查。此外，也進行肝機能檢查、膽固醇或骨質疏鬆症治療前的血液中的鈣或磷、鹼活性燐酸酯酶的檢查、骨量的檢查、子宮癌檢診或乳癌檢診等。經過上述的檢查之後，必要的人才進行HRT。當然，全憑當事人的希望與否。而具體的處方，則根據月經的有無、可以再產生月經？或想再有月經？最好不要有月經等情況而不同。同時，進行HRT的目的，也隨著爲了減輕更年期間的不定愁訴，或預防骨質疏鬆症，在使用的期間上也不相同。

主要所使用的是經口攝取女性荷爾蒙的卵胞荷爾蒙與黃體荷爾蒙。用量則有個人的差異。一日一回的人、二回的人、二日一回的人或間隔更長的人不等。

此外，女性荷爾蒙也有從膣部吸收的劑型，及注射型。注射型也分爲每日必須注射者或持續十天或二星期的種類。

在日本，目前尚屬於測驗階段，但歐美早已使用由皮膚吸收的貼附型（Patchtype）。同時，不僅是女性荷爾蒙，也有和男性荷爾蒙或甲狀腺荷爾蒙的合劑，這些又分爲內服藥、注射藥。使用的期間與方法，根據使用目的而不同。

若是更年期不定愁訴的因應對策，只要症狀舒緩，並不須長期連續使用，但是，若做爲骨質疏鬆症的對策，使用五年甚至十年，越長越具有效果。而使用的時間必須定期做各項檢查，以確認是否能持續再使用。

## 我們選擇HRT的理由

自從HRT在傳播媒體廣爲介紹之後，渴望HRT的人越來越多。以下，我們就聽聽體驗者何以接受這項治療，產生何種效果的實際經驗。

A・K女士（五十四歲）

我是名公務員，工作的內容是櫃台業務，每天處理現金往來，過著緊張繁忙的日子。有兩名孩子。四十三歲時因子宮肌腫摘除子宮，但留下卵巢。手術後數年出現發汗、耳鳴的症狀，曾接受荷爾蒙療法。最近因全身的發汗、發熱、耳鳴、搔癢感、白帶增量、頻尿、排尿時不快感等症狀越來越強烈，於是接受診查。

據說以往經常反覆膣炎、膀胱炎的毛病。荷爾蒙檢查的結果，明顯地發現女性荷爾蒙的分泌減低。剩餘的卵巢也已停止作用，因此，在當事者的要求下進行HRT。治療開始後的第一個月，幾乎所有的症狀都以大幅地減輕。最令人困擾的發汗有如變魔術般消失無蹤，不需要每天吹電風扇了。

以往工作緊張時則不停冒汗，幾乎難以持續工作，因此，曾經想過辭職的問題，但是，目前已不再熱氣沖天，喜孜孜地告訴我已能持續工作了。同時，不再有疲倦感、生氣蓬勃，自覺返老回春，據說對工作也更有幹勁。

O．T女士（五十五歲）

有二名孩子，四十九歲時停經。主要因性交時的接觸出血而來院治療。在子宮癌檢診中並無任何異常。仔細詢問下，停經後有畏冷症、足腰疼痛，身體狀況不順遂。精神上有強烈的不安。而腰痛在整型外科接受診察之後，據說是骨質疏鬆症，拿了醫生所開的維他命D的藥。

職場的環境是處理電腦的工作，經常處於低溫的環境，對畏冷症而言相當吃力，因而辭掉工作。荷爾蒙檢查的結果和A．K女士同樣，有明顯的女性荷爾蒙分泌傾向的事實，因而決定進行HRT。

同樣地，治療後第一個月再次前來門診的開口第一句話是：原本足腰酸疼無法蹲坐，目前已能蹲坐，而且，曾因腰痛而無法穿襪子，現在也能穿襪子了。開門見山地報告好消息。當然，身體狀況也獲得改善，不再有性交的接觸出血。

Y．K女士（六十三歲）

子宮有下垂感、排尿不順、經常想上廁所，因而開始接受HRT治療。目前子宮方面已無問題，似乎沒有動手術的必要。

M·M女士（五十一歲）

五十歲停經。據說有肩膀硬化，早晨起床時的手腳麻痺、右腳疼痛、腰痛等症狀。經由HRT的治療，這些症狀全數緩解。

A·Y女士（五十六歲）

五十四歲停經後，出現畏冷、血氣上衝、失眠、食慾不振、膝蓋疼痛等症狀。經由HRT的治療，症狀大幅減輕，不再需要止痛劑。

S·M女士（五十二歲）

四十九歲停經，手肘疼痛而難以屈伸，站或坐時關節疼痛，皮膚及黏膜變得乾燥，出現白髮，爲這些症狀煩惱不已。HRT治療後，這些症狀大幅減輕，也不再有膣發炎。原本要一聲「嘿咻」的吆喝才能站起身來，目前已不再有這個毛病了。

Y·K女士（五十一歲）

四十九歲停經後，因擔心目眩、頸及背、腰的疼痛、發熱等症狀而開始HRT。據說治療之後症狀已獲改善，目前已能安然入眠。同時，疲勞及早回復，從前外出時總趕不上丈夫的腳步，但現在卻健步如飛，令丈夫驚訝不已。

## 荷爾蒙補充療法Q與A

**Q　開始服用荷爾蒙劑之後，是否必須持續一輩子服用？**

**A**　服用荷爾蒙劑，使用的期間乃根據目的而不同。若只是爲了緩和更年期的不定愁訴症狀，只要症狀已然緩和，即可停止服用。但是，多數人使用之後不僅性生活，日常生活的品質大獲改善，因此，通常不會立即停止服用。另外，如果是爲了治療或預防骨質疏鬆症而使用，則必須長期使用。若無副作用，我覺得完全由使用者的希望，自己決定在什麼時間停止服用。

**Q　何處可接受這項治療？**

**A**　在歐美有許多醫師採用這項治療法，目前在日本，並非所有的醫療機關都有這項治療法。我想再數年之後，多數的婦產科、內科、整型外科的醫生將會採取這項治療，至於現在，我想可以前往隸屬更年期學會的醫師、更年期門診或更年期診療所等名義進行診療的醫療機關洽詢。而更年期的門診，通常頗費時間，我想一般都採預約制。最好事前確認之後再前往。

Q 一年前停經接受治療後月經是否會再次來潮？

A 根據治療的方法而有不同。如果是讓月經反覆再來的處方，當然會有再次的月經，但是，這種治療方法經過數年之後，出血量會漸漸減少，慢慢又陷入停經的狀態。相反地，也可以做月經不會來潮的處方。但是，不刻意產生月經的治療方式，在最初四個月的治療時，有時也會有月經樣的出血。不過，經過三個月之後，幾乎不再有出血現象，請放心。

Q 據說有一種返老回春的荷爾蒙療法，果眞能減少白髮、皺紋、使肌膚產生光澤與彈力嗎？

A 女性荷爾蒙的確具有使生命年輕的效果。因此，停經後不久開始做這個治療者，效果更大。但是，仍然聽過上了歲數的人，開始使用這個療法之後，也出現肌膚柔嫩不再乾燥粗糙的歡喜之聲。只是，已然形成的皺紋可能較無法彌補，但是，它具有抑止日後皺紋日漸加劇的作用，因此，使用荷爾蒙療法比不使用者較爲有利。

Q 這個療法也具有使精神回復年輕的作用嗎？譬如，早已忘得一乾二淨的談戀愛的感覺等。

A 這是大有可能的。事實上，已聽過這類經驗之談。對性不再萎縮不前，反而能以積極的態度面對，可說是優點之一吧。

**Q　聽說對失眠具有效果，整個作用體系是如何呢？**

A　目前尚無法詳細瞭解其中的緣由，但是，越年輕的人睡得越久吧。嬰兒不正是代表。老年人睡得淺或睡不太著，但是，我認爲經由HRT的治療，可緩和腦部的老化，相對的有返老回春的作用。同時，也有人本來因冒汗而難以入睡，治療之後不再冒汗而能舒爽地安眠。甚至，情緒陷入憂鬱狀時，常有失眠的傾向，有些人因情緒變得開朗，而有舒適的睡眠。

**Q　退休後的丈夫，顯著地老化。男性也能使用這項療法嗎？**

A　男性的更年期似乎不像女性那麼戲劇化。因爲，和女性相較下，性荷爾蒙分泌的減弱不會急劇地產生。但是，隨著年齡的增長，身體的老化也會進行，如果碰到價値觀改變的重大事，如退休等情況時，可能會在轉瞬間變得沮喪。這個時候也許性荷爾蒙的分泌會減弱。但解決這些煩惱，並不可以使用和女性同樣的荷爾蒙。對男性而言，可能造成作用的應是男性荷爾蒙。目前未曾聽聞以此目的而推廣男性荷爾蒙的治療，不過，也許未來會有幫助男性度過更年期的男性荷爾蒙療法吧。這絕非夢想，而是相當實際的問題。

**Q　停經後經過五年。我想接受HRT預防骨質疏鬆症，現在開始治療也有效果嗎？**

A　爲預防骨質疏鬆症而進行HRT，在月經停止後不久立即開始治療，遠比停經數年後再開始較具效果。但是，總比不做任何治療好，所以，最好從今天開始就接受治療。爲了避免骨量減少，最好儘早開始治療。而治療後，多少也有骨量增加的傾向。當然，並非所有的人都會染患骨質疏鬆症，因此，先決條件乃是立即調查妳自身的骨量，看看是否必須接受治療。

**Q** 我擔心像副腎皮質荷爾蒙劑的副作用或停止使用時所引起的回流現象。

**A** 需要副腎皮質荷爾蒙者若能使用所必要的量，停止使用時也能以漸減的方式慢慢減少，我想不會有太大的問題。許多人聽到荷爾蒙就覺得擔憂，其實，只要在開始使用時、使用期間都能確實接受檢診，檢討使用的方法與量應無問題。至於停止使用時，如果是針對更年期不定愁訴而使用的情況，症狀趨於緩和的期間是因人而異的。快則一～兩年，慢則五年也能使症狀好轉吧。不再使用時，只要慢慢地減輕使用量，或延長服用的間隔，以循序漸進的方式減低使用量或拉長時間，回復原狀的現象是不值得擔憂的。

# 終章　好女人的十項生活法則

我認爲不要一談到更年期就認爲人生是黯淡的，在此我想提供十個法則，做爲開朗而愉快地度過邁入第二人生的轉型期的智慧。

## (1) 結交好朋友

如果身邊有任何事都能商量的朋友，當精神上有不愉快的時候，彼此都能達到心理協商的功能。好朋友會勸誘一起參加癌檢診，情緒消沉時前來安慰打氣，身體不舒服時也會幫忙做家事或提供各種人生的建議，彼此能談論無法向丈夫啓齒的煩惱，遠比遠在他鄉的母親更爲珍貴。事實上，許多獲得朋友協助的人，都愉快地告訴我們：「因爲有朋友的協助，才有今天這麼健康活潑的我。」

有人因性行爲後的出血而煩惱不已，親膩的朋友適時地建議：「我替妳向經常往診的醫師預約，務必去檢查一下吧。」結果檢查之後，發現了子宮頸癌。當事者回憶說：「當時如果只有我一個人，一定不會接受診查。」人應該擁有的就是朋友。

丈夫、兒女、婆媳、職場上的問題等等，有一個能夠傾聽這些煩惱的朋友和無人傾訴者，其間有極大的不同。本來最親近而值得倚賴的應該是身邊的丈夫，但是，因過於繁忙或愛理不睬、身體疲倦等原因，世間有不少夫婦根本沒有深入的溝通。這時候若有一個能夠把心事發洩出來的對象，彼此推心置腹的朋友是多麼難得啊。

## (2)建立與伴侶之間的美好關係

進入更年期後的女性，可能仍然單身或已有家庭，如果是有婚姻伴侶的人，若能建立彼此之間美好的人際關係，是最好不過的一件事，因更年期障礙的症狀而前來診察的患者中，有些人做各種治療仍然無法使症狀好轉，這些人在仔細詢問身邊各種情況時，發現通常內心隱藏著極大的煩惱。可能是兒女的問題或與父母相處的問題等。而最迫切的乃是與長年來互相依偎的丈夫之間發生不睦。出現的症狀雖然是更年期常見的自律神經失調狀態，但光憑藥物是難以治療的。

這類情況其實當事者也非常明白，若不根本消除原因，是無法解決問題。更年期障礙若有丈夫或家人的協助，通常在較短的期間即能好轉，但是，與丈夫之間的失和，往往會使症狀加劇，這可是個大問題。並無法到婦女科的門診獲得解決。有時會介紹心理咨詢的專家給這樣的患者。盡可能在進入更年期之前，明快地解決夫婦之間隱藏的問題。彼此之間不要留下疙瘩是最賢明的做法。

## (3)兒女長大獨立後應擁有自己的興趣

育有兒女的人，這個時期正是兒女長大成人離開家的時期。對於母親的干涉覺得囉嗦，不再喜歡母親隨侍在側。而母親雖然欣喜兒女已長大獨立，另一方面卻又覺得自己已不被需要，莫名地感到寂寞。

生活重心完全投入在兒女身上的母親的任務，終於走到尾聲的時期，因此，越是扮好好母親的人，越有失去生活主體的感覺。於是出現所謂空巢症候群的憂鬱狀態。爲兒女準備三餐飲食、參與ＰＴＡ的活動等，以往身爲母親的工作相當多吧。但是，一旦不必再做任何事時，自己的存在價值已然喪失的不快感，遠勝於落得輕鬆的喜悅。

做任何事情再也提不起興緻，有時就連自己或旁人都覺得不可思議：「以往那個健康活潑的母親到那兒去了？」在這種情況下，擁有工作者可能可以從繁忙中獲得拯救，但是，專業主婦可能會變成相當深刻的問題。

預料未來可能發生的這個情況，最好事前擁有個人的興趣。如果兒女身上以外有自己能夠投入的興趣，將會感到輕鬆無比。而有工作者如果只把心思放在工作上，沒有任何興趣有如勞動的機器，這樣的人也要小心。最重要的是擁有遊戲的精神。

### (4) 愉快地活動身體

工作中必然會使用身體上的肌肉，但是，通常只限定在處理工作上的特定部位的肌肉，爲此常有固定部位的硬化現象。如果從事自己喜愛的運動，在工作之餘適度地活動全身肌肉，必會體驗愉快而舒爽的感覺。適度的運動之後氧氣會遍佈全身各處，不但有一股令人舒適的疲勞感，夜晚也能熟睡休息，對全身帶來好影響。對於老年期陸續增加的骨質疏鬆症的預防或消除便秘、頭痛等，適度的運動不僅對骨骼，對自律神經也會帶來好影響。

盤桓在腦海中無法拂卻的煩惱，當全身投入游泳的運動時，已然完全地忘卻，相信不只有我暗自竊喜運動乃是消除壓力最好的方法吧。當然，絕對不可沒有做預備運動即貿然做劇烈運動。常聽有人打網球而弄斷了阿基里斯腱或傷到手肘；打高爾夫折斷了肋骨等。必須確實做好柔軟體操，同時不可以爲曾經身懷絕藝而無理強求。

### (5) 做有助於人（社會）的事

人存活於世間，必須有自己信服的生存意義。全身投入於育兒工作的三十年代自不在話下，但兒女已長大獨立的現在，如果因無所事事而變成蟬蛻變脫下的殼，成天悶悶不樂，根本無法享受美好的人生，目前的自己應有一番作爲才是。提攜後進或爲年長者服務，都是令人喜悅的事，即使並非特定的對象，以義工的精神爲全世界人奉獻己力，不也是美好的人生嗎？爲他人貢獻己力的是非常美好的事，這一點足以令妳生氣蓬勃、展現魅力。

## ⑹享受時髦

「已經上年紀了……」務必廢止這句話。不論到多大的年紀，應該保持著時髦的心。您不覺得一頭銀髮的女性，打扮時髦而積極活動的模樣相當吸引人嗎？不必穿戴昂貴的飾物，重要的是心態的調整。只要有令人覺得時髦的裝飾，並不須有任何的限制。若是妳，是否想要有一頭顯得年輕美麗的髮型？或者在上衣或毛衣上做些刺繡？動腦筋想想身上的裝飾物，不也是樂趣一件。即使不是出門與人應酬的日子，試著對自己用點心，必會使心境變得年輕。是啊，說不定等一會兒有快遞的送貨員前來，不妨稍做打扮一下吧。

## ⑺不忘接受健康檢查

有些人對自己未曾染患任何毛病而引以爲豪，眞是件美好的事。不過，一直以來身強力壯的人，無法保証永遠不會生病。即使對健康抱有自信的人，也千萬不可忘記定期做健康檢查。數十年來無休息地持續正常運作的心臟，以及身體其他各部位是否健壯依常？即使毫無疼痛感，總有一、兩個覺得不順暢的地方吧。

早期發現早期治療的重要性已無庸贅言。尤其在更年期的年代，正處於成人病的適齡期，一年必須有一次或兩次的檢查。

而這個時期又常出現婦女科系疾病、子宮頸癌或卵巢癌等，同時也是乳癌最常發生的年代。千萬不可認定自己絕不會染患這些疾病，務必接受健康檢查。事實上，有些人以爲是月經不順的出血，卻是子宮體癌的開端。因此，這方面的檢查也不可等閒以待。

## (8)重視睡眠

睡眠並不只是長度的問題，內容也非常重要。躺在床上只是昏昏欲睡，卻無法安然地熟睡時，終究不能消除疲勞。最好的睡眠是，躺在棉被裡不久即睡著，途中不會醒來數次。而睡醒時感到神清氣爽。只是有一搭沒一搭的睡覺，反而會積壓疲勞。

適度的睡眠對於疲勞的回復是在所必要的。睡眠不足時，很容易染患各種疾病。就連癌症也不例外，身體疲倦後若有舒適的睡眠，體力與氣力必再度回復。

但是，想睡卻睡不著時，則無法回復元氣。泡一個溫暖的澡讓神經休息，也能誘導睡眠。感到疲倦的日子，可利用入浴和適當的睡眠鬆弛身心。感到睡眠不足時，請適當地活用午睡，想辦法消除疲勞，紓解自律神經的緊張。如此一來肌膚也會回復生氣與彈力。

## (9)注意食物的量與質

進入我們口中的食物也非常重要。吃錯食物，會染患各種疾病。所以，健康是由食物開始這句話一點也不爲過。不過，從另一個角度而言，所有的疾病也是從食物開始。食物的本質自是非常重要，不過，並非好的食物即胡亂攝取，攝取量不固定也會造成問題。三餐確實攝取均衡的飲食，即能對抗疾病的來襲。在物資豐沛的現代，隨時注意常見的疾病，並小心避免過食而染患成人病。

另外，食品添加物的問題也越來越嚴重。注意不要過量攝取加工食品，盡可能讓親手做的料理豐富三餐飲食。正因爲處於繁忙的現代，更必須抱持健康第一的信念，檢查進入口中的一切食物。

## (10)不在意年齡隨時學習並向任何事挑戰

「已經上年紀了……」這句話是應廢除的禁句。隨時保持向嶄新事物挑戰的心態，而不要在意自己的年齡。對陌生的事物感興趣，任何事也積極學習，擁有挑戰、嘗試的精神。誠然，體力與智力已比十年代或二十年者略遜一籌。對事物的記性也變差。但是，只要有挑戰的心，應可慢慢地進步。

也許比年輕人花更多的時間，也無法達成預期的成果。但是，千萬不要看輕自己。在許多令人意外的行業或學術上，仍可以找到能夠發揮己力的地方，不論是興趣或運動，都可以提升自己的層次與成績，似乎也有不少人已達到公開個人作品展的領域。「四十的學習」，這句話乃是人生五十年時代的用語。在人生已達八十年的現代，「七十的學習」也不遲，所以，不妨從今天開始學習某些才藝。以往應有許多想做卻因時間不夠而辦不到的事吧。造花、菜園、繪畫、陶藝、雕刻、小說、料理、天文學、讀書會、語學、鋼琴、習字、高爾夫、游泳、瑜伽、太極拳、慢跑、舞蹈、詩詞、短歌、作曲、歌謠、民族舞、合唱、插花、茶道、刺繡、裁縫等，成年人才藝班的科目眞是不勝枚舉。現在擁有工作繁忙時代也無法想像的樂趣。

至於國內旅行或國外旅行，如果對語學的研究或地理、風土文化的差異感興趣，更令人覺得樂趣無窮。接下來的三十年，對於人生的後半段，若是妳會怎麼度過呢？

## 更年期女性的互助團體　亞馬蘭特協會

以傳說中的美麗花朵亞馬蘭特而命名的亞馬蘭特協會，是為更年期以後的女性，擁有更高品質的生活，提供各式各樣的活動以獲得積極人生為目的，在英國創設的慈善團體。其活動的項目之一是，為因更年期障礙而煩惱的女性，促進荷爾蒙補充療法的普及。

日本也在一九九一年由僑居摩洛哥的作家，以「西貢小姐」的翻譯而聞名的阿爾貝利信子女士創立日本亞馬蘭特協會。至於設立的目的，阿爾貝利信子女士說：「為了讓更多的女性能夠自己選擇自身的老化方式、生活模式，同時，提供讓掌握女性幸福關鍵的男性們，也能對更年期有正確的認識與情報。」

有關更年期或荷爾蒙補充療法的學習會（workshop），早在日本各地舉行，並發行其機關雜誌亞馬蘭特信函「menopozu」等等，展開積極的活動。

連絡處　日本亞馬蘭特協會芦屋市濱町12之14

# 大展出版社有限公司　圖書目錄

地址：台北市北投區11204
致遠一路二段12巷1號
郵撥： 0166955～1
電話：(02) 8236031
8236033
傳眞：(02) 8272069


## • 法律專欄連載 • 電腦編號 58

台大法學院 法律學系／策劃
法律服務社／編著

| | |
|---|---|
| ①別讓您的權利睡著了1 | 200元 |
| ②別讓您的權利睡著了2 | 200元 |

## • 秘傳占卜系列 • 電腦編號 14

| | | |
|---|---|---|
| ①手相術 | 淺野八郎著 | 150元 |
| ②人相術 | 淺野八郎著 | 150元 |
| ③西洋占星術 | 淺野八郎著 | 150元 |
| ④中國神奇占卜 | 淺野八郎著 | 150元 |
| ⑤夢判斷 | 淺野八郎著 | 150元 |
| ⑥前世、來世占卜 | 淺野八郎著 | 150元 |
| ⑦法國式血型學 | 淺野八郎著 | 150元 |
| ⑧靈感、符咒學 | 淺野八郎著 | 150元 |
| ⑨紙牌占卜學 | 淺野八郎著 | 150元 |
| ⑩ＥＳＰ超能力占卜 | 淺野八郎著 | 150元 |
| ⑪猶太數的秘術 | 淺野八郎著 | 150元 |
| ⑫新心理測驗 | 淺野八郎著 | 160元 |

## • 趣味心理講座 • 電腦編號 15

| | | | |
|---|---|---|---|
| ①性格測驗１ | 探索男與女 | 淺野八郎著 | 140元 |
| ②性格測驗２ | 透視人心奧秘 | 淺野八郎著 | 140元 |
| ③性格測驗３ | 發現陌生的自己 | 淺野八郎著 | 140元 |
| ④性格測驗４ | 發現你的真面目 | 淺野八郎著 | 140元 |
| ⑤性格測驗５ | 讓你們吃驚 | 淺野八郎著 | 140元 |
| ⑥性格測驗６ | 洞穿心理盲點 | 淺野八郎著 | 140元 |
| ⑦性格測驗７ | 探索對方心理 | 淺野八郎著 | 140元 |
| ⑧性格測驗８ | 由吃認識自己 | 淺野八郎著 | 140元 |
| ⑨性格測驗９ | 戀愛知多少 | 淺野八郎著 | 160元 |

⑩性格測驗10　由裝扮瞭解人心　淺野八郎著　140元
⑪性格測驗11　敲開內心玄機　淺野八郎著　140元
⑫性格測驗12　透視你的未來　淺野八郎著　140元
⑬血型與你的一生　淺野八郎著　160元
⑭趣味推理遊戲　淺野八郎著　160元
⑮行爲語言解析　淺野八郎著　160元

## ・婦 幼 天 地・電腦編號16

①八萬人減肥成果　黃靜香譯　180元
②三分鐘減肥體操　楊鴻儒譯　150元
③窈窕淑女美髮秘訣　柯素娥譯　130元
④使妳更迷人　成　玉譯　130元
⑤女性的更年期　官舒妍編譯　160元
⑥胎內育兒法　李玉瓊編譯　150元
⑦早產兒袋鼠式護理　唐岱蘭譯　200元
⑧初次懷孕與生產　婦幼天地編譯組　180元
⑨初次育兒12個月　婦幼天地編譯組　180元
⑩斷乳食與幼兒食　婦幼天地編譯組　180元
⑪培養幼兒能力與性向　婦幼天地編譯組　180元
⑫培養幼兒創造力的玩具與遊戲　婦幼天地編譯組　180元
⑬幼兒的症狀與疾病　婦幼天地編譯組　180元
⑭腿部苗條健美法　婦幼天地編譯組　180元
⑮女性腰痛別忽視　婦幼天地編譯組　150元
⑯舒展身心體操術　李玉瓊編譯　130元
⑰三分鐘臉部體操　趙薇妮著　160元
⑱生動的笑容表情術　趙薇妮著　160元
⑲心曠神怡減肥法　川津祐介著　130元
⑳內衣使妳更美麗　陳玄茹譯　130元
㉑瑜伽美姿美容　黃靜香編著　150元
㉒高雅女性裝扮學　陳珮玲譯　180元
㉓蠶糞肌膚美顏法　坂梨秀子著　160元
㉔認識妳的身體　李玉瓊譯　160元
㉕產後恢復苗條體態　居理安・芙萊喬著　200元
㉖正確護髮美容法　山崎伊久江著　180元
㉗安琪拉美姿養生學　安琪拉蘭斯博瑞著　180元
㉘女體性醫學剖析　增田豐著　220元
㉙懷孕與生產剖析　岡部綾子著　180元
㉚斷奶後的健康育兒　東城百合子著　220元
㉛引出孩子幹勁的責罵藝術　多湖輝著　170元
㉜培養孩子獨立的藝術　多湖輝著　170元

| | | |
|---|---|---|
| ㉝子宮肌瘤與卵巢囊腫 | 陳秀琳編著 | 180元 |
| ㉞下半身減肥法 | 納他夏・史達賓著 | 180元 |
| ㉟女性自然美容法 | 吳雅菁編著 | 180元 |
| ㊱再也不發胖 | 池園悅太郎著 | 170元 |
| ㊲生男生女控制術 | 中垣勝裕著 | 220元 |
| ㊳使妳的肌膚更亮麗 | 楊　皓編著 | 170元 |

## ・青 春 天 地・電腦編號 17

| | | |
|---|---|---|
| ①A血型與星座 | 柯素娥編譯 | 120元 |
| ②B血型與星座 | 柯素娥編譯 | 120元 |
| ③O血型與星座 | 柯素娥編譯 | 120元 |
| ④AB血型與星座 | 柯素娥編譯 | 120元 |
| ⑤青春期性教室 | 呂貴嵐編譯 | 130元 |
| ⑥事半功倍讀書法 | 王毅希編譯 | 150元 |
| ⑦難解數學破題 | 宋釗宜編譯 | 130元 |
| ⑧速算解題技巧 | 宋釗宜編譯 | 130元 |
| ⑨小論文寫作秘訣 | 林顯茂編譯 | 120元 |
| ⑪中學生野外遊戲 | 熊谷康編著 | 120元 |
| ⑫恐怖極短篇 | 柯素娥編譯 | 130元 |
| ⑬恐怖夜話 | 小毛驢編譯 | 130元 |
| ⑭恐怖幽默短篇 | 小毛驢編譯 | 120元 |
| ⑮黑色幽默短篇 | 小毛驢編譯 | 120元 |
| ⑯靈異怪談 | 小毛驢編譯 | 130元 |
| ⑰錯覺遊戲 | 小毛驢編譯 | 130元 |
| ⑱整人遊戲 | 小毛驢編著 | 150元 |
| ⑲有趣的超常識 | 柯素娥編譯 | 130元 |
| ⑳哦！原來如此 | 林慶旺編譯 | 130元 |
| ㉑趣味競賽100種 | 劉名揚編譯 | 120元 |
| ㉒數學謎題入門 | 宋釗宜編譯 | 150元 |
| ㉓數學謎題解析 | 宋釗宜編譯 | 150元 |
| ㉔透視男女心理 | 林慶旺編譯 | 120元 |
| ㉕少女情懷的自白 | 李桂蘭編譯 | 120元 |
| ㉖由兄弟姊妹看命運 | 李玉瓊編譯 | 130元 |
| ㉗趣味的科學魔術 | 林慶旺編譯 | 150元 |
| ㉘趣味的心理實驗室 | 李燕玲編譯 | 150元 |
| ㉙愛與性心理測驗 | 小毛驢編譯 | 130元 |
| ㉚刑案推理解謎 | 小毛驢編譯 | 130元 |
| ㉛偵探常識推理 | 小毛驢編譯 | 130元 |
| ㉜偵探常識解謎 | 小毛驢編譯 | 130元 |
| ㉝偵探推理遊戲 | 小毛驢編譯 | 130元 |

| | | |
|---|---|---|
| ㉞趣味的超魔術 | 廖玉山編著 | 150元 |
| ㉟趣味的珍奇發明 | 柯素娥編著 | 150元 |
| ㊱登山用具與技巧 | 陳瑞菊編著 | 150元 |

## ・健康天地・電腦編號18

| | | |
|---|---|---|
| ①壓力的預防與治療 | 柯素娥編譯 | 130元 |
| ②超科學氣的魔力 | 柯素娥編譯 | 130元 |
| ③尿療法治病的神奇 | 中尾良一著 | 130元 |
| ④鐵證如山的尿療法奇蹟 | 廖玉山譯 | 120元 |
| ⑤一日斷食健康法 | 葉慈容編譯 | 150元 |
| ⑥胃部強健法 | 陳炳崑譯 | 120元 |
| ⑦癌症早期檢查法 | 廖松濤譯 | 160元 |
| ⑧老人痴呆症防止法 | 柯素娥編譯 | 130元 |
| ⑨松葉汁健康飲料 | 陳麗芬編譯 | 130元 |
| ⑩揉肚臍健康法 | 永井秋夫著 | 150元 |
| ⑪過勞死、猝死的預防 | 卓秀貞編譯 | 130元 |
| ⑫高血壓治療與飲食 | 藤山順豐著 | 150元 |
| ⑬老人看護指南 | 柯素娥編譯 | 150元 |
| ⑭美容外科淺談 | 楊啟宏著 | 150元 |
| ⑮美容外科新境界 | 楊啟宏著 | 150元 |
| ⑯鹽是天然的醫生 | 西英司郎著 | 140元 |
| ⑰年輕十歲不是夢 | 梁瑞麟譯 | 200元 |
| ⑱茶料理治百病 | 桑野和民著 | 180元 |
| ⑲綠茶治病寶典 | 桑野和民著 | 150元 |
| ⑳杜仲茶養顏減肥法 | 西田博著 | 150元 |
| ㉑蜂膠驚人療效 | 瀨長良三郎著 | 150元 |
| ㉒蜂膠治百病 | 瀨長良三郎著 | 180元 |
| ㉓醫藥與生活 | 鄭炳全著 | 180元 |
| ㉔鈣長生寶典 | 落合敏著 | 180元 |
| ㉕大蒜長生寶典 | 木下繁太郎著 | 160元 |
| ㉖居家自我健康檢查 | 石川恭三著 | 160元 |
| ㉗永恒的健康人生 | 李秀鈴譯 | 200元 |
| ㉘大豆卵磷脂長生寶典 | 劉雪卿譯 | 150元 |
| ㉙芳香療法 | 梁艾琳譯 | 160元 |
| ㉚醋長生寶典 | 柯素娥譯 | 180元 |
| ㉛從星座透視健康 | 席拉・吉蒂斯著 | 180元 |
| ㉜愉悅自在保健學 | 野本二士夫著 | 160元 |
| ㉝裸睡健康法 | 丸山淳士等著 | 160元 |
| ㉞糖尿病預防與治療 | 藤田順豐著 | 180元 |
| ㉟維他命長生寶典 | 菅原明子著 | 180元 |

| | | |
|---|---|---|
| ㊱維他命C新效果 | 鐘文訓編 | 150元 |
| ㊲手、腳病理按摩 | 堤芳朗著 | 160元 |
| ㊳AIDS瞭解與預防 | 彼得塔歐爾著 | 180元 |
| ㊴甲殼質殼聚糖健康法 | 沈永嘉譯 | 160元 |
| ㊵神經痛預防與治療 | 木下眞男著 | 160元 |
| ㊶室內身體鍛鍊法 | 陳炳崑編著 | 160元 |
| ㊷吃出健康藥膳 | 劉大器編著 | 180元 |
| ㊸自我指壓術 | 蘇燕謀編著 | 160元 |
| ㊹紅蘿蔔汁斷食療法 | 李玉瓊編著 | 150元 |
| ㊺洗心術健康秘法 | 竺翠萍編譯 | 170元 |
| ㊻枇杷葉健康療法 | 柯素娥編譯 | 180元 |
| ㊼抗衰血癒 | 楊啟宏著 | 180元 |
| ㊽與癌搏鬥記 | 逸見政孝著 | 180元 |
| ㊾冬蟲夏草長生寶典 | 高橋義博著 | 170元 |
| ㊿痔瘡・大腸疾病先端療法 | 宮島伸宜著 | 180元 |
| 51膠布治癒頑固慢性病 | 加瀨建造著 | 180元 |
| 52芝麻神奇健康法 | 小林貞作著 | 170元 |
| 53香煙能防止癡呆？ | 高田明和著 | 180元 |
| 54穀菜食治癌療法 | 佐藤成志著 | 180元 |
| 55貼藥健康法 | 松原英多著 | 180元 |
| 56克服癌症調和道呼吸法 | 帶津良一著 | 180元 |
| 57Ｂ型肝炎預防與治療 | 野村喜重郎著 | 180元 |
| 58青春永駐養生導引術 | 早島正雄著 | 180元 |
| 59改變呼吸法創造健康 | 原久子著 | 180元 |
| 60荷爾蒙平衡養生秘訣 | 出村博著 | 180元 |
| 61水美肌健康法 | 井戶勝富著 | 170元 |
| 62認識食物掌握健康 | 廖梅珠編著 | 170元 |
| 63痛風劇痛消除法 | 鈴木吉彥著 | 180元 |
| 64酸莖菌驚人療效 | 上田明彥著 | 180元 |
| 65大豆卵磷脂治現代病 | 神津健一著 | 200元 |
| 66時辰療法——危險時刻凌晨4時 | 呂建強等著 | 元 |
| 67自然治癒力提升法 | 帶津良一著 | 元 |
| 68巧妙的氣保健法 | 藤平墨子著 | 元 |

## ・實用女性學講座・電腦編號 19

| | | |
|---|---|---|
| ①解讀女性內心世界 | 島田一男著 | 150元 |
| ②塑造成熟的女性 | 島田一男著 | 150元 |
| ③女性整體裝扮學 | 黃靜香編著 | 180元 |
| ④女性應對禮儀 | 黃靜香編著 | 180元 |

## •校園系列• 電腦編號 20

| | | |
|---|---|---|
| ①讀書集中術 | 多湖輝著 | 150元 |
| ②應考的訣竅 | 多湖輝著 | 150元 |
| ③輕鬆讀書贏得聯考 | 多湖輝著 | 150元 |
| ④讀書記憶秘訣 | 多湖輝著 | 150元 |
| ⑤視力恢復！超速讀術 | 江錦雲譯 | 180元 |
| ⑥讀書36計 | 黃柏松編著 | 180元 |
| ⑦驚人的速讀術 | 鐘文訓編著 | 170元 |
| ⑧學生課業輔導良方 | 多湖輝著 | 170元 |

## •實用心理學講座• 電腦編號 21

| | | |
|---|---|---|
| ①拆穿欺騙伎倆 | 多湖輝著 | 140元 |
| ②創造好構想 | 多湖輝著 | 140元 |
| ③面對面心理術 | 多湖輝著 | 160元 |
| ④偽裝心理術 | 多湖輝著 | 140元 |
| ⑤透視人性弱點 | 多湖輝著 | 140元 |
| ⑥自我表現術 | 多湖輝著 | 150元 |
| ⑦不可思議的人性心理 | 多湖輝著 | 150元 |
| ⑧催眠術入門 | 多湖輝著 | 150元 |
| ⑨責罵部屬的藝術 | 多湖輝著 | 150元 |
| ⑩精神力 | 多湖輝著 | 150元 |
| ⑪厚黑說服術 | 多湖輝著 | 150元 |
| ⑫集中力 | 多湖輝著 | 150元 |
| ⑬構想力 | 多湖輝著 | 150元 |
| ⑭深層心理術 | 多湖輝著 | 160元 |
| ⑮深層語言術 | 多湖輝著 | 160元 |
| ⑯深層說服術 | 多湖輝著 | 180元 |
| ⑰掌握潛在心理 | 多湖輝著 | 160元 |
| ⑱洞悉心理陷阱 | 多湖輝著 | 180元 |
| ⑲解讀金錢心理 | 多湖輝著 | 180元 |
| ⑳拆穿語言圈套 | 多湖輝著 | 180元 |
| ㉑語言的心理戰 | 多湖輝著 | 180元 |

## •超現實心理講座• 電腦編號 22

| | | |
|---|---|---|
| ①超意識覺醒法 | 詹蔚芬編譯 | 130元 |
| ②護摩秘法與人生 | 劉名揚編譯 | 130元 |
| ③秘法！超級仙術入門 | 陸　明譯 | 150元 |

| | | |
|---|---|---|
| ④給地球人的訊息 | 柯素娥編著 | 150元 |
| ⑤密教的神通力 | 劉名揚編著 | 130元 |
| ⑥神秘奇妙的世界 | 平川陽一著 | 180元 |
| ⑦地球文明的超革命 | 吳秋嬌譯 | 200元 |
| ⑧力量石的秘密 | 吳秋嬌譯 | 180元 |
| ⑨超能力的靈異世界 | 馬小莉譯 | 200元 |
| ⑩逃離地球毀滅的命運 | 吳秋嬌譯 | 200元 |
| ⑪宇宙與地球終結之謎 | 南山宏著 | 200元 |
| ⑫驚世奇功揭秘 | 傅起鳳著 | 200元 |
| ⑬啟發身心潛力心象訓練法 | 栗田昌裕著 | 180元 |
| ⑭仙道術遁甲法 | 高藤聰一郎著 | 220元 |
| ⑮神通力的秘密 | 中岡俊哉著 | 180元 |
| ⑯仙人成仙術 | 高藤聰一郎著 | 200元 |
| ⑰仙道符咒氣功法 | 高藤聰一郎著 | 220元 |
| ⑱仙道風水術尋龍法 | 高藤聰一郎著 | 200元 |
| ⑲仙道奇蹟超幻像 | 高藤聰一郎著 | 200元 |
| ⑳仙道鍊金術房中法 | 高藤聰一郎著 | 200元 |

## ・養 生 保 健・電腦編號 23

| | | |
|---|---|---|
| ①醫療養生氣功 | 黃孝寬著 | 250元 |
| ②中國氣功圖譜 | 余功保著 | 230元 |
| ③少林醫療氣功精粹 | 井玉蘭著 | 250元 |
| ④龍形實用氣功 | 吳大才等著 | 220元 |
| ⑤魚戲增視強身氣功 | 宮　嬰著 | 220元 |
| ⑥嚴新氣功 | 前新培金著 | 250元 |
| ⑦道家玄牝氣功 | 張　章著 | 200元 |
| ⑧仙家秘傳袪病功 | 李遠國著 | 160元 |
| ⑨少林十大健身功 | 秦慶豐著 | 180元 |
| ⑩中國自控氣功 | 張明武著 | 250元 |
| ⑪醫療防癌氣功 | 黃孝寬著 | 250元 |
| ⑫醫療強身氣功 | 黃孝寬著 | 250元 |
| ⑬醫療點穴氣功 | 黃孝寬著 | 250元 |
| ⑭中國八卦如意功 | 趙維漢著 | 180元 |
| ⑮正宗馬禮堂養氣功 | 馬禮堂著 | 420元 |
| ⑯秘傳道家筋經內丹功 | 王慶餘著 | 280元 |
| ⑰三元開慧功 | 辛桂林著 | 250元 |
| ⑱防癌治癌新氣功 | 郭　林著 | 180元 |
| ⑲禪定與佛家氣功修煉 | 劉天君著 | 200元 |
| ⑳顛倒之術 | 梅自強著 | 360元 |
| ㉑簡明氣功辭典 | 吳家駿編 | 元 |

| | | |
|---|---|---|
| ㉒八卦三合功 | 張全亮著 | 230元 |

## ・社會人智囊・電腦編號 24

| | | |
|---|---|---|
| ①糾紛談判術 | 清水增三著 | 160元 |
| ②創造關鍵術 | 淺野八郎著 | 150元 |
| ③觀人術 | 淺野八郎著 | 180元 |
| ④應急詭辯術 | 廖英迪編著 | 160元 |
| ⑤天才家學習術 | 木原武一著 | 160元 |
| ⑥猫型狗式鑑人術 | 淺野八郎著 | 180元 |
| ⑦逆轉運掌握術 | 淺野八郎著 | 180元 |
| ⑧人際圓融術 | 澀谷昌三著 | 160元 |
| ⑨解讀人心術 | 淺野八郎著 | 180元 |
| ⑩與上司水乳交融術 | 秋元隆司著 | 180元 |
| ⑪男女心態定律 | 小田晉著 | 180元 |
| ⑫幽默說話術 | 林振輝編著 | 200元 |
| ⑬人能信賴幾分 | 淺野八郎著 | 180元 |
| ⑭我一定能成功 | 李玉瓊譯 | 180元 |
| ⑮獻給青年的嘉言 | 陳蒼杰譯 | 180元 |
| ⑯知人、知面、知其心 | 林振輝編著 | 180元 |
| ⑰塑造堅強的個性 | 坂上肇著 | 180元 |
| ⑱爲自己而活 | 佐藤綾子著 | 180元 |
| ⑲未來十年與愉快生活有約 | 船井幸雄著 | 180元 |

## ・精 選 系 列・電腦編號 25

| | | |
|---|---|---|
| ①毛澤東與鄧小平 | 渡邊利夫等著 | 280元 |
| ②中國大崩裂 | 江戶介雄著 | 180元 |
| ③台灣・亞洲奇蹟 | 上村幸治著 | 220元 |
| ④7-ELEVEN高盈收策略 | 國友隆一著 | 180元 |
| ⑤台灣獨立 | 森 詠著 | 200元 |
| ⑥迷失中國的末路 | 江戶雄介著 | 220元 |
| ⑦2000年5月全世界毀滅 | 紫藤甲子男著 | 180元 |
| ⑧失去鄧小平的中國 | 小島朋之著 | 220元 |

## ・運 動 遊 戲・電腦編號 26

| | | |
|---|---|---|
| ①雙人運動 | 李玉瓊譯 | 160元 |
| ②愉快的跳繩運動 | 廖玉山譯 | 180元 |
| ③運動會項目精選 | 王佑京譯 | 150元 |
| ④肋木運動 | 廖玉山譯 | 150元 |

| | | |
|---|---|---|
| ⑤測力運動 | 王佑宗譯 | 150元 |

## ・休閒娛樂・電腦編號 27

| | | |
|---|---|---|
| ①海水魚飼養法 | 田中智浩著 | 300元 |
| ②金魚飼養法 | 曾雪玫譯 | 250元 |

## ・銀髮族智慧學・電腦編號 28

| | | |
|---|---|---|
| ①銀髮六十樂逍遙 | 多湖輝著 | 170元 |
| ②人生六十反年輕 | 多湖輝著 | 170元 |
| ③六十歲的決斷 | 多湖輝著 | 170元 |

## ・飲食保健・電腦編號 29

| | | |
|---|---|---|
| ①自己製作健康茶 | 大海淳著 | 220元 |
| ②好吃、具藥效茶料理 | 德永睦子著 | 220元 |
| ③改善慢性病健康茶 | 吳秋嬌譯 | 200元 |

## ・家庭醫學保健・電腦編號 30

| | | |
|---|---|---|
| ①女性醫學大全 | 雨森良彥著 | 380元 |
| ②初爲人父育兒寶典 | 小瀧周曹著 | 220元 |
| ③性活力強健法 | 相建華著 | 200元 |
| ④30歲以上的懷孕與生產 | 李芳黛編著 | 元 |

## ・心靈雅集・電腦編號 00

| | | |
|---|---|---|
| ①禪言佛語看人生 | 松濤弘道著 | 180元 |
| ②禪密教的奧秘 | 葉逯謙譯 | 120元 |
| ③觀音大法力 | 田口日勝著 | 120元 |
| ④觀音法力的大功德 | 田口日勝著 | 120元 |
| ⑤達摩禪106智慧 | 劉華亭編譯 | 220元 |
| ⑥有趣的佛教研究 | 葉逯謙編譯 | 170元 |
| ⑦夢的開運法 | 蕭京凌譯 | 130元 |
| ⑧禪學智慧 | 柯素娥編譯 | 130元 |
| ⑨女性佛教入門 | 許俐萍譯 | 110元 |
| ⑩佛像小百科 | 心靈雅集編譯組 | 130元 |
| ⑪佛教小百科趣談 | 心靈雅集編譯組 | 120元 |
| ⑫佛教小百科漫談 | 心靈雅集編譯組 | 150元 |
| ⑬佛教知識小百科 | 心靈雅集編譯組 | 150元 |

| | | |
|---|---|---|
| ⑭佛學名言智慧 | 松濤弘道著 | 220元 |
| ⑮釋迦名言智慧 | 松濤弘道著 | 220元 |
| ⑯活人禪 | 平田精耕著 | 120元 |
| ⑰坐禪入門 | 柯素娥編譯 | 150元 |
| ⑱現代禪悟 | 柯素娥編譯 | 130元 |
| ⑲道元禪師語錄 | 心靈雅集編譯組 | 130元 |
| ⑳佛學經典指南 | 心靈雅集編譯組 | 130元 |
| ㉑何謂「生」　阿含經 | 心靈雅集編譯組 | 150元 |
| ㉒一切皆空　般若心經 | 心靈雅集編譯組 | 150元 |
| ㉓超越迷惘　法句經 | 心靈雅集編譯組 | 130元 |
| ㉔開拓宇宙觀　華嚴經 | 心靈雅集編譯組 | 130元 |
| ㉕真實之道　法華經 | 心靈雅集編譯組 | 130元 |
| ㉖自由自在　涅槃經 | 心靈雅集編譯組 | 130元 |
| ㉗沈默的教示　維摩經 | 心靈雅集編譯組 | 150元 |
| ㉘開通心眼　佛語佛戒 | 心靈雅集編譯組 | 130元 |
| ㉙揭秘寶庫　密教經典 | 心靈雅集編譯組 | 130元 |
| ㉚坐禪與養生 | 廖松濤譯 | 110元 |
| ㉛釋尊十戒 | 柯素娥編譯 | 120元 |
| ㉜佛法與神通 | 劉欣如編著 | 120元 |
| ㉝悟（正法眼藏的世界） | 柯素娥編譯 | 120元 |
| ㉞只管打坐 | 劉欣如編著 | 120元 |
| ㉟喬答摩・佛陀傳 | 劉欣如編著 | 120元 |
| ㊱唐玄奘留學記 | 劉欣如編著 | 120元 |
| ㊲佛教的人生觀 | 劉欣如編譯 | 110元 |
| ㊳無門關（上卷） | 心靈雅集編譯組 | 150元 |
| ㊴無門關（下卷） | 心靈雅集編譯組 | 150元 |
| ㊵業的思想 | 劉欣如編著 | 130元 |
| ㊶佛法難學嗎 | 劉欣如著 | 140元 |
| ㊷佛法實用嗎 | 劉欣如著 | 140元 |
| ㊸佛法殊勝嗎 | 劉欣如著 | 140元 |
| ㊹因果報應法則 | 李常傳編 | 140元 |
| ㊺佛教醫學的奧秘 | 劉欣如編著 | 150元 |
| ㊻紅塵絕唱 | 海　若著 | 130元 |
| ㊼佛教生活風情 | 洪丕謨、姜玉珍著 | 220元 |
| ㊽行住坐臥有佛法 | 劉欣如著 | 160元 |
| ㊾起心動念是佛法 | 劉欣如著 | 160元 |
| ㊿四字禪語 | 曹洞宗青年會 | 200元 |
| 51妙法蓮華經 | 劉欣如編著 | 160元 |
| 52根本佛教與大乘佛教 | 葉作森編 | 180元 |
| 53大乘佛經 | 定方晟著 | 180元 |
| 54須彌山與極樂世界 | 定方晟著 | 180元 |

國家圖書館出版品預行編目資料

舒適的女性更年期／野末悅子；李玉瓊譯
－－初版－－臺北市；大展．民86
面；　公分，－（家庭醫學保健；4）
譯自：續・いい女の更年期
ISBN 957-557-690-X（平裝）

1. 婦科
417.1　86001662

ZOKU・II ONNA NO KONENKI
Originally published in Japan
by Shufunotomo Co., Ltd. Tokyo

版權仲介：京王文化事業有限公司



# 舒適的女性更年期

ISBN 957-557-690-X

原著者／野末悅子
編譯者／李玉瓊
發行人／蔡森明
出版者／大展出版社有限公司
社　址／台北市北投區（石牌）致遠一路二段12巷1號
電　話／(02) 8236031・8236033
傳　眞／(02) 8272069
郵政劃撥／0166955－1
登記證／局版臺業字第2171號
承印者／國順圖書印刷公司
裝　訂／嶸興裝訂有限公司
排版者／千兵企業有限公司
電　話／(02) 8812643
初　版／1997年（民86年）2月
2　刷／1997年（民86年）5月

定　價／200元

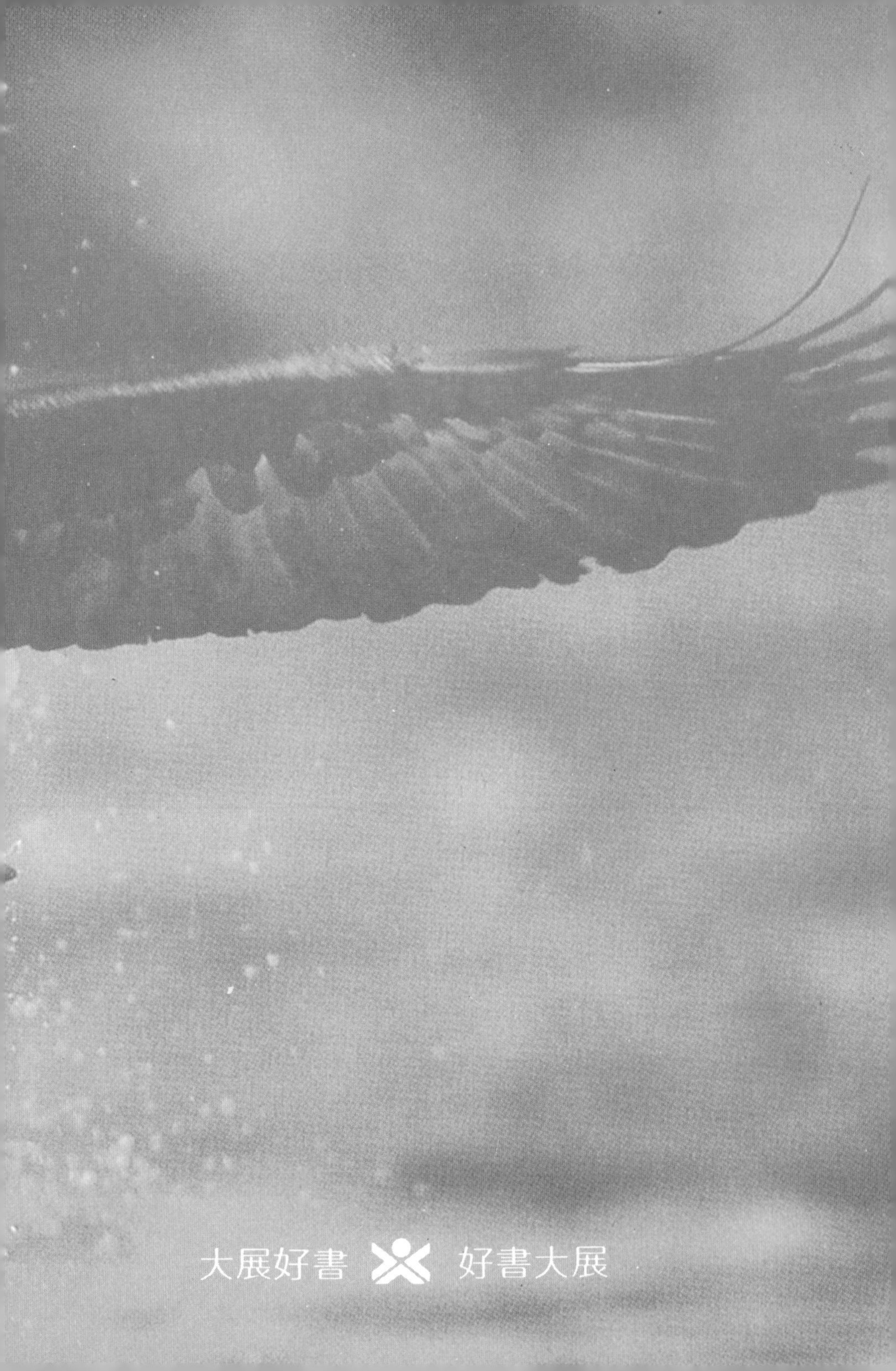
大展好書 好書大展

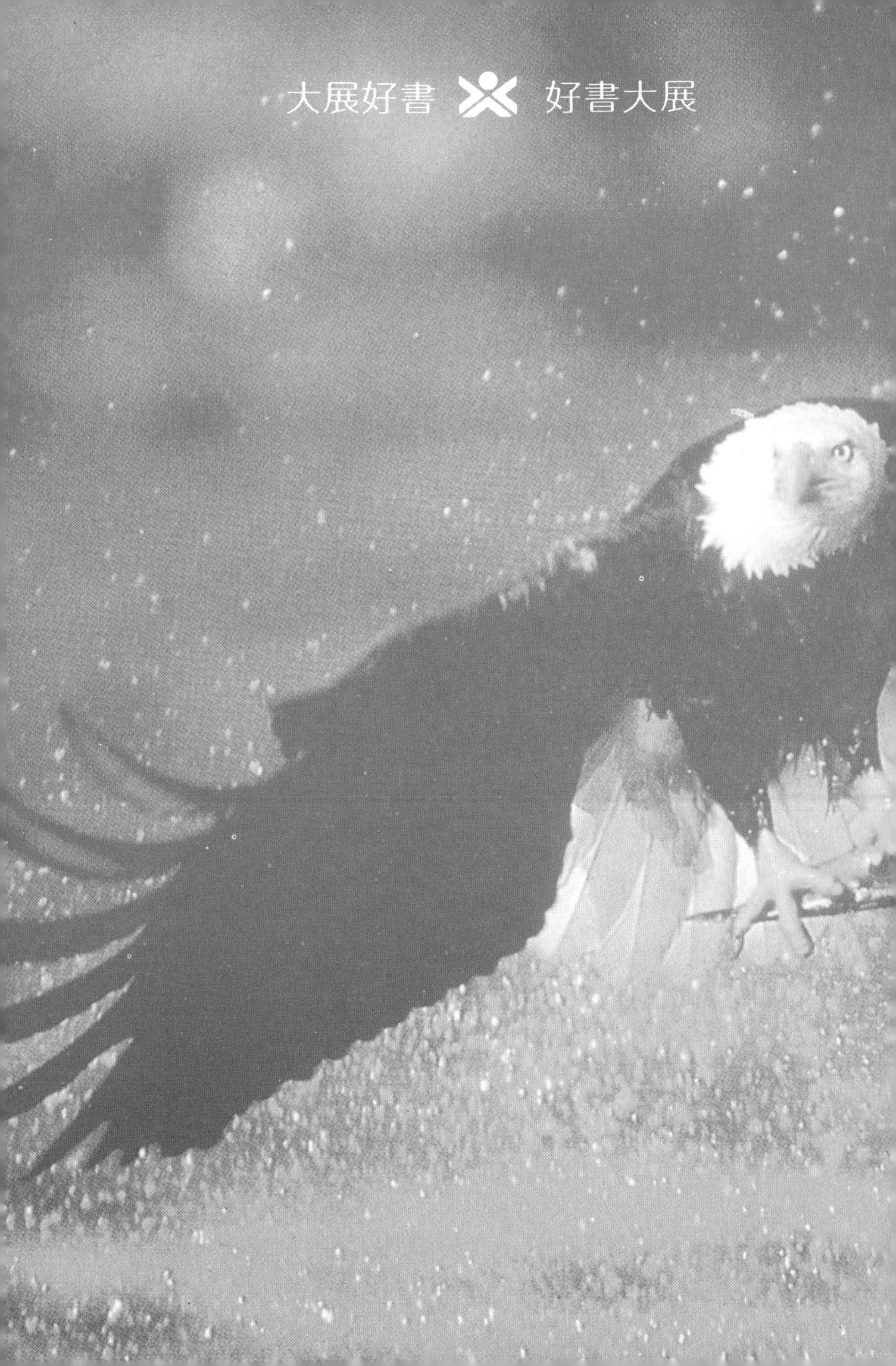
大展好書 好書大展